## ■ 워크북 활용 방법

본 워크북은 총 30일 분량으로 중앙일보 신문기사와 사설로 구성되어있습니다.

1. 첫 장의 '빈칸채우기 퀴즈'에 제시된 사설 및 신문기사를 소리내어 읽고 빈칸에 알맞은 단어를 써주세요.

1-1) 빈칸을 다 못채운 경우 : 오른쪽의 의미힌트를 참고하여 다시 빈칸 안에 적절한 단어를 써보세요. 최대한 빈칸을 채운 후 다음 장으로 넘어가세요.

1-2) 빈칸을 다 채운 경우 : 오른쪽의 의미힌트를 보고 본인이 쓴 답을 한번 더 확인해보세요. 확인이 끝나면 다음 장으로 넘어가세요.

2. 다음 장에는 초성힌트가 있습니다. 초성힌트를 활용하여 나머지 글자를 다시 한 번 완성해보세요. 완성이 끝나면 다음장으로 넘어가세요.

3. 오른쪽에 있는 '알쏭달쏭 글자완성'과 '초성단어 퀴즈'를 풀어보세요. 퀴즈를 다 푸셨으면 다음 장으로 넘어가세요.

4. 다음 장에는 '빈칸채우기 퀴즈'에 해당하는 정답이 나와있습니다. 정답을 보고 앞에서 풀었던 '초성힌트'문제로 돌아가서, 쓴 답을 채점한 후 아래의 점수란에 맞은 개수를 적어보세요.'

5. 마지막으로, 정답이 나와있는 지문을 소리내어 읽은 후에 처음의 '빈칸채우기 퀴즈'로 돌아가 정답을 보지 말고 스스로 단어를 떠올리면서 빈칸을 다시 한번 채워보세요.

6. '알쏭달쏭 글자완성'과 '초성단어 퀴즈'도 뒷장의 정답을 보고 채점을 해보세요.

* 매일 정해진 시간에 1일치에 해당하는 과제를 풀고 O/X를 표시해주세요.

| | | | | | |
|---|---|---|---|---|---|
| 1주 | 1일차<br>( 월   일) | 2일차<br>( 월   일) | 3일차<br>( 월   일) | 4일차<br>( 월   일) | 5일차<br>( 월   일) |
| | | | | | |
| 2주 | 6일차<br>( 월   일) | 7일차<br>( 월   일) | 8일차<br>( 월   일) | 9일차<br>( 월   일) | 10일차<br>( 월   일) |
| | | | | | |
| 3주 | 11일차<br>( 월   일) | 12일차<br>( 월   일) | 13일차<br>( 월   일) | 14일차<br>( 월   일) | 15일차<br>( 월   일) |
| | | | | | |
| 4주 | 16일차<br>( 월   일) | 17일차<br>( 월   일) | 18일차<br>( 월   일) | 19일차<br>( 월   일) | 20일차<br>( 월   일) |
| | | | | | |
| 5주 | 21일차<br>( 월   일) | 22일차<br>( 월   일) | 23일차<br>( 월   일) | 24일차<br>( 월   일) | 25일차<br>( 월   일) |
| | | | | | |
| 6주 | 26일차<br>( 월   일) | 27일차<br>( 월   일) | 28일차<br>( 월   일) | 29일차<br>( 월   일) | 30일차<br>( 월   일) |
| | | | | | |

# 1일차

_____년 _____월 _____일

# 1 빈칸 채우기 퀴즈

▶ 지문을 읽고 빈칸에 들어갈 단어를 정자체로 쓰세요.

행정안전부는 최근 '2020년 대한민국 자원봉사 대상' 수상자를 발표했다. 어려운 상황에서도 이웃을 위해 헌신한 대한민국 자원봉사 대상 수상자 5인(단체)을 소개한다.

**'사랑의 밥차' 30대 운영 지원 IBK기업은행**=저소득 중소기업 근로자와 소외 ①[ ]의 복지를 위해 지속적인 사회공헌활동을 펼치고 있다. 최근 5년간 4087억원을 들여 25만8000여 명의 자원봉사자를 지원했다. 특히 대표적인 사회공헌 활동인 '참! 좋은 사랑의 밥차'를 통해 전국의 취약계층 211만262명에게 8096회의 무료식사를 ②[ ]했다.

**박세용(65)**=본인 자동차를 ③[ ]해 취약계층 이동 봉사를 펼치고 있다. 지역의 독거어르신을 무료 점심 제공 식당까지 태워 준다. 밑반찬·김장김치 ④[ ], 명절 사랑나눔, 사랑의 카네이션 달아드리기 ⑤[ ]을 꾸준히 하고 있다.

**유외조(81)**=1986년 자원봉사를 시작해 34년간 ⑥[ ] 같이 사랑나눔을 실천하고 있다. 적십자사 ⑦[ ] 활동을 계기로 밑반찬 지원, 말벗 되어주기, 급식 및 목욕 봉사 등 다양한 활동을 이어오고 있다. 특히 30년째 일요일만 빼고 매일 6시간씩 목욕 봉사를 하고 있다.

**김진국(55)**=15년간 전국의 크고 작은 자원봉사 행사 및 교육, 동아시아 자원봉사 국제포럼 등을 사진으로 남기는 봉사활동을 하고 있다. 또한 사진 및 드론 자원봉사자 ⑧[ ]에 힘쓰고 있다.

**이순자(75)**='노인 공경'을 일생의 최고 ⑨[ ]로 여긴다. 사비를 털어 마을 경로 ⑩[ ]를 열었다. 이·미용 기술 교육을 수료하고, 지역 내 어르신 이발 및 염색 봉사를 지속해서 하고 있다.

출처: 중앙일보_2020.12.21._ 김재학 기자
"유례없는 어려움 속 이웃 위해 헌신한 자원봉사자 빛났다"의 내용을 재편집함

▶ **의미힌트를 보고 빈칸 안에 단어를 써보세요.**

1. 사회적 지위가 비슷한 사람들의 층

2. 무엇을 내주거나 갖다 바침

3. 대상을 필요에 따라 이롭게 씀

4. 물건을 가져다가 몫몫으로 나누어 돌림

5. 어떤 일의 성과를 거두기 위하여 힘씀

6. 전에 비하여서 한층 더

7. 국가나 사회 또는 남을 위하여 자신을 돌보지 아니하고 힘을 바쳐 애씀

8. 가르쳐서 유능한 사람을 길러 냄

9. 인간의 욕구나 관심의 대상 또는 목표가 되는 진, 선, 미 따위를 통틀어 이르는 말

10. 기쁜 일이 있을 때에 음식을 차려 놓고 여러 사람이 모여 즐기는 일

▶ **초성힌트를 활용하여 나머지 글자를 완성해보세요.**

행정안전부는 최근 '2020년 대한민국 자원봉사 대상' 수상자를 발표했다. 어려운 상황에서도 이웃을 위해 헌신한 대한민국 자원봉사 대상 수상자 5인(단체)을 소개한다.

**'사랑의 밥차' 30대 운영 지원 IBK기업은행**=저소득 중소기업 근로자와 소외¹ㄱㅊ 의 복지를 위해 지속적인 사회공헌활동을 펼치고 있다. 최근 5년간 4087억원을 들여 25만8000여 명의 자원봉사자를 지원했다. 특히 대표적인 사회공헌 활동인 '참! 좋은 사랑의 밥차'를 통해 전국의 취약계층 211만262명에게 8096회의 무료식사를 ²ㅈㄱ 했다.

**박세용(65)**=본인 자동차를 ³ㅇㅇ 해 취약계층 이동 봉사를 펼치고 있다. 지역의 독거어르신을 무료 점심 제공 식당까지 태워 준다. 밑반찬·김장김치 ⁴ㅂㄷ, 명절 사랑나눔, 사랑의 카네이션 달아드리기 ⁵ㅎㄷ 을 꾸준히 하고 있다.

**유외조(81)**=1986년 자원봉사를 시작해 34년간 ⁶ㅎㄱ 같이 사랑나눔을 실천하고 있다. 적십자사 ⁷ㅂㅅ 활동을 계기로 밑반찬 지원, 말벗 되어주기, 급식 및 목욕 봉사 등 다양한 활동을 이어오고 있다. 특히 30년째 일요일만 빼고 매일 6시간씩 목욕 봉사를 하고 있다.

**김진국(55)**=15년간 전국의 크고 작은 자원봉사 행사 및 교육, 동아시아 자원봉사 국제포럼 등을 사진으로 남기는 봉사활동을 하고 있다. 또한 사진 및 드론 자원봉사자 ⁸ㅇㅅ 에 힘쓰고 있다.

**이순자(75)**='노인 공경'을 일생의 최고 ⁹ㄱㅊ 로 여긴다. 사비를 털어 마을 경로 ¹⁰ㅈㅊ 를 열었다. 이·미용 기술 교육을 수료하고, 지역 내 어르신 이발 및 염색 봉사를 지속해서 하고 있다.

점수 : ___ / 10점

# 1-1 알쏭달쏭 글자 완성

▶ "동물"과 관련된 단어들 입니다. 정답을 써보세요.

| 1 | ㅇㅅㅇ |  | 6 | ㄴㅌ |  |
|---|---|---|---|---|---|
| 2 | ㅇㄹ말 |  | 7 | ㄷㄷㅈ |  |
| 3 | ㅎㅇ에ㄴ |  | 8 | ㄱㄹ라 |  |
| 4 | ㅋㅃㅅ |  | 9 | ㄱㅂㅇ |  |
| 5 | 하ㅁ |  | 10 | ㄷㅅ리 |  |

# 1-2 초성 단어 퀴즈

▶ 제시된 자음으로 시작하는 단어를 10개 이상 써보세요.

## ㄱㄱ

감기,

## ㅈㅊ

재치,

# 정답

행정안전부는 최근 '2020년 대한민국 자원봉사 대상' 수상자를 발표했다. 어려운 상황에서도 이웃을 위해 헌신한 대한민국 자원봉사 대상 수상자 5인(단체)을 소개한다.

**'사랑의 밥차' 30대 운영 지원 IBK기업은행**=저소득 중소기업 근로자와 소외 계층의 복지를 위해 지속적인 사회공헌활동을 펼치고 있다. 최근 5년간 4087억원을 들여 25만8000여 명의 자원봉사자를 지원했다. 특히 대표적인 사회공헌 활동인 '참! 좋은 사랑의 밥차'를 통해 전국의 취약계층 211만262명에게 8096회의 무료식사를 제공했다.

**박세용(65)**=본인 자동차를 이용해 취약계층 이동 봉사를 펼치고 있다. 지역의 독거어르신을 무료 점심 제공 식당까지 태워 준다. 밑반찬·김장김치 배달, 명절 사랑나눔, 사랑의 카네이션 달아드리기 활동을 꾸준히 하고 있다.

**유외조(81)**=1986년 자원봉사를 시작해 34년간 한결같이 사랑 나눔을 실천하고 있다. 적십자사 봉사 활동을 계기로 밑반찬 지원, 말벗 되어주기, 급식 및 목욕 봉사 등 다양한 활동을 이어오고 있다. 특히 30년째 일요일만 빼고 매일 6시간씩 목욕 봉사를 하고 있다.

**김진국(55)**=15년간 전국의 크고 작은 자원봉사 행사 및 교육, 동아시아 자원봉사 국제포럼 등을 사진으로 남기는 봉사활동을 하고 있다. 또한 사진 및 드론 자원봉사자 양성에 힘쓰고 있다.

**이순자(75)**='노인 공경'을 일생의 최고 가치로 여긴다. 사비를 털어 마을 경로잔치를 열었다. 이·미용 기술 교육을 수료하고, 지역 내 어르신 이발 및 염색 봉사를 지속해서 하고 있다.

# 1-1 알쏭달쏭 글자 완성 정답

| 1 | ㅇㅅ이 | 원숭이 | 6 | ㄴㅌ | 낙타 |
|---|---|---|---|---|---|
| 2 | ㅇㄹ말 | 얼룩말 | 7 | ㄷㄷㅈ | 두더지 |
| 3 | ㅎㅇ에ㄴ | 하이에나 | 8 | ㄱㄹ라 | 고릴라 |
| 4 | ㅋㅃㅅ | 코뿔소 | 9 | ㄱㅂ이 | 거북이 |
| 5 | ㅎㅁ | 하마 | 10 | ㄷㅅ리 | 독수리 |

# 1-2 초성 단어 퀴즈 정답

(독자들의 훈련을 위하여 비교적 어휘빈도가 낮은 단어를 제시함. 이외의 다양한 단어 또한 답이 될 수 있음)

## ㄱㄱ

가격, 가구, 간과, 감각, 건강, 건국, 공간, 공기, 과거, 관계,

관광, 구강, 기간, 기구 등...

## ㅈㅊ

자취, 장치, 재치, 저축, 전철, 절차, 접촉, 정차, 정체, 정치, 제출,

주차, 지출, 진출 등...

# 2일차

_____년 _____월 _____일

# 2 빈칸 채우기 퀴즈

▶ 지문을 읽고 빈칸에 들어갈 단어를 정자체로 쓰세요.

정부가 정년 연장 논의를 본격화했다. 홍남기 부총리는 "인구구조 변화로 볼 때 정년 연장 문제를 사회적으로 <sup>1</sup>☐☐ 해야 할 시점"이라며 정년 연장 문제를 집중 논의하고 있다고 밝혔다. 지난 2월 대법원이 육체노동자로 일할 수 있는 최고 연령을 기존의 만 60세에서 65세로 올려 판결하면서 불붙은 정년 연장 <sup>2</sup>☐☐ 을 공론화해 이번 기회에 사회적 합의를 이끌어 내겠다는 <sup>3</sup>☐☐☐ 다. 출생 절벽과 급속한 고령화 탓에 국내 노동시장에선 이미 <sup>4</sup>☐☐ 가능인구(15~64세)가 줄어들기 시작했다. 통계청은 이들 경제 주축 인구가 2029년까지 연평균 32만5000명씩 줄어든다는 전망치를 내놓았다. 이대로 가다간 소득과 소비가 꺾이고 복지 비용은 늘어 경제성장률을 갉아먹을 수밖에 없다. 정년 연장은 이 같은 큰 흐름 속에서 더 이상 늦추기 어려운 시급한 <sup>5</sup>☐☐ 이다. 당장 정년을 65세로 <sup>6</sup>☐☐ 하면 노년 부양비 증가 <sup>7</sup>☐☐ 가 9년 늦춰진다는 연구결과도 있다.

문제는 처한 입장에 따라 이해관계가 첨예하게 엇갈려 사회적 <sup>8</sup>☐☐ 를 끌어내기가 쉽지 않다는 점이다. 가장 대표적인 게 가뜩이나 심각한 청년실업 문제가 더욱 심각해질 것이란 우려다. 홍 부총리는 "앞으로 10년간 베이비부머 세대(1955~63)가 연 80만 명 떠나고, 젊은 세대(지금의 10대)는 40만 명 들어오는 걸 고려하면 이런 우려는 완화될 것"이라고 말했다. 지금의 청년실업 문제가 단순한 세대 <sup>9</sup>☐☐ 을 넘어 두고두고 사회적 문제가 될 수 있는 만큼 정년 연장과 별개로 반드시 <sup>10</sup>☐☐ 해야 할 사안이다.

출처: 중앙일보 사설칼럼_2019.06.04.
"정년 연장, 표 계산 만으로 서두를 일 아니다"의 내용을 재편집함

▶ **의미힌트를 보고 빈칸 안에 단어를 써보세요.**

1. 어떤 문제에 대하여 서로 의견을 내어 토의함. 또는 그런 토의

2. 서로 다른 의견을 가진 사람들이 각각 자기의 주장을 말이나 글로 논하여 다툼

3. 무엇을 하고자 하는 생각이나 계획. 또는 무엇을 하려고 꾀함.

4. 인간이 생활하는 데 필요한 각종 물건을 만들어 냄

5. 개인이 사사로이 만든 안. 또는 개인적인 생각

6. 시간이나 거리 따위를 본래보다 길게 늘림

7. 물체가 나아가거나 일이 진행되는 빠르기

8. 둘 이상의 당사자의 의사가 일치함. 또는 그런 일

9. 두 가지 이상의 상반되는 요구나 욕구, 기회 또는 목표에 직면하였을 때, 선택을 하지 못하고 괴로워 함. 또는 그런 상태

10. 제기된 문제를 해명하거나 얽힌 일을 잘 처리함

▶ **초성힌트를 활용하여 나머지 글자를 완성해보세요.**

정부가 정년 연장 논의를 본격화했다. 홍남기 부총리는 "인구구조 변화로 볼 때 정년 연장 문제를 사회적으로 1.ㄴㅇ 해야 할 시점"이라며 정년 연장 문제를 집중 논의하고 있다고 밝혔다.
지난 2월 대법원이 육체노동자로 일할 수 있는 최고 연령을 기존의 만 60세에서 65세로 올려 판결하면서 불붙은 정년 연장 2.ㄴㅈ 을 공론화해 이번 기회에 사회적 합의를 이끌어 내겠다는 3.ㅇㄷ 다. 출생 절벽과 급속한 고령화 탓에 국내 노동시장에선 이미 4.ㅅㅅ 가능인구(15~64세)가 줄어들기 시작했다.
통계청은 이들 경제 주축 인구가 2029년까지 연평균 32만5000명씩 줄어든다는 전망치를 내놓았다. 이대로 가다간 소득과 소비가 꺾이고 복지 비용은 늘어 경제성장률을 갉아먹을 수밖에 없다. 정년 연장은 이 같은 큰 흐름 속에서 더 이상 늦추기 어려운 시급한 5.ㅅㅇ 이다. 당장 정년을 65세로 6.ㅇㅈ 하면 노년 부양비 증가 7.ㅅㄷ 가 9년 늦춰진다는 연구결과도 있다.
문제는 처한 입장에 따라 이해관계가 첨예하게 엇갈려 사회적 8.ㅎㅇ 를 끌어내기가 쉽지 않다는 점이다. 가장 대표적인 게 가뜩이나 심각한 청년실업 문제가 더욱 심각해질 것이란 우려다. 홍 부총리는 "앞으로 10년간 베이비부머 세대(1955~63)가 연 80만 명 떠나고, 젊은 세대(지금의 10대)는 40만 명 들어오는 걸 고려하면 이런 우려는 완화될 것"이라고 말했다. 지금의 청년실업 문제가 단순한 세대 9.ㄱㄷ 을 넘어 두고두고 사회적 문제가 될 수 있는 만큼 정년 연장과 별개로 반드시 10.ㅎㄱ 해야 할 사안이다.

점수 : ___ / 10점

# 2-1 알쏭달쏭 글자 완성

▶ "동물" 과 관련된 단어들 입니다. 정답을 써보세요.

| 1 | ㄱ 린 |  | 6 | ㅊ ㅁ 조 |  |
|---|---|---|---|---|---|
| 2 | ㄱ ㅅ 도 ㅊ |  | 7 | ㅌ 조 |  |
| 3 | ㅎ ㄹ 이 |  | 8 | ㅂ 쥐 |  |
| 4 | ㅋ ㄱ 루 |  | 9 | ㄷ ㄹ 쥐 |  |
| 5 | ㅇ ㄱ 아 ㄴ |  | 10 | ㄱ ㅈ 새 |  |

# 2-2 초성 단어 퀴즈

▶ 제시된 자음으로 시작하는 단어를 10개 이상 써보세요.

### ㅊㅁ

차명,

### ㅇㅅ

악수,

# 정답

정부가 정년 연장 논의를 본격화했다. 홍남기 부총리는 "인구구조 변화로 볼 때 정년 연장 문제를 사회적으로 논의해야 할 시점"이라며 정년 연장 문제를 집중 논의하고 있다고 밝혔다.
지난 2월 대법원이 육체노동자로 일할 수 있는 최고 연령을 기존의 만 60세에서 65세로 올려 판결하면서 불붙은 정년 연장 논쟁을 공론화해 이번 기회에 사회적 합의를 이끌어 내겠다는 의도다. 출생 절벽과 급속한 고령화 탓에 국내 노동시장에선 이미 생산 가능인구(15~64세)가 줄어들기 시작했다.
통계청은 이들 경제 주축 인구가 2029년까지 연평균 32만5000명씩 줄어든다는 전망치를 내놓았다. 이대로 가다간 소득과 소비가 꺾이고 복지 비용은 늘어 경제성장률을 갉아먹을 수밖에 없다. 정년 연장은 이 같은 큰 흐름 속에서 더 이상 늦추기 어려운 시급한 사안이다. 당장 정년을 65세로 연장하면 노년 부양비 증가 속도가 9년 늦춰진다는 연구결과도 있다.
문제는 처한 입장에 따라 이해관계가 첨예하게 엇갈려 사회적 합의를 끌어내기가 쉽지 않다는 점이다. 가장 대표적인 게 가뜩이나 심각한 청년실업 문제가 더욱 심각해질 것이란 우려다. 홍 부총리는 "앞으로 10년간 베이비부머 세대(1955~63)가 연 80만 명 떠나고, 젊은 세대(지금의 10대)는 40만 명 들어오는 걸 고려하면 이런 우려는 완화될 것"이라고 말했다. 지금의 청년실업 문제가 단순한 세대 갈등을 넘어 두고두고 사회적 문제가 될 수 있는 만큼 정년 연장과 별개로 반드시 해결해야 할 사안이다.

# 2-1 알쏭달쏭 글자 완성 정답

| 1 | ㄱ 린 | 기린 | 6 | ㅊ ㅁ 조 | 칠면조 |
|---|---|---|---|---|---|
| 2 | ㄱ ㅅ 도 ㅊ | 고슴도치 | 7 | ㅌ 조 | 타조 |
| 3 | ㅎ ㄹ 이 | 호랑이 | 8 | ㅂ 쥐 | 박쥐 |
| 4 | ㅋ ㄱ 루 | 캥거루 | 9 | ㄷ ㄹ 쥐 | 다람쥐 |
| 5 | ㅇ ㄱ 아 ㄴ | 이구아나 | 10 | ㄱ ㅈ 새 | 공작새 |

# 2-2 초성 단어 퀴즈 정답

(독자들의 훈련을 위하여 비교적 어휘빈도가 낮은 단어를 제시함. 이외의 다양한 단어 또한 답이 될 수 있음)

## ㅊㅁ

찬물, 창문, 처마, 천민, 체면, 초면, 총명, 총무, 출마, 취미, 측면,

치마, 치매, 침묵 등…

## ㅇㅅ

약속, 역사, 연습, 열쇠, 예술, 왼손, 욕심, 우산, 은사, 음식, 의사,

인사, 인생, 입술 등…

# 3일차

_____년 _____월 _____일

# 3 빈칸 채우기 퀴즈

▶ 지문을 읽고 빈칸에 들어갈 단어를 정자체로 쓰세요.

강원 철원에서 재두루미 부부가 5개월여만에 재회해 훈훈한 ¹□□을 주고 있다. 지난 12일 철원 두루미평화타운으로 수컷 재두루미 한 마리가 날아왔다. 쉼터 관계자는 재두루미의 방문에 깜짝 놀랐다. 올 봄 훌쩍 떠나버린 수컷이 암컷을 찾아 다시 돌아온 것이기 때문이다. 쉼터 관계자는 수컷에 ²□□한 위치추적장치 기록을 확인했다. 그 결과 이 수컷 재두루미는 중국에서 북한을 거쳐 다시 철원까지 1000㎞ 넘게 날아온 것으로 확인됐다. 중국에서 여름을 보낸 남편 재두루미가 겨울이 되자 부인을 찾아 '철원 살림집'으로 다시 돌아온 것이다. 이 재두루미 부부는 둘의 애틋한 ³□□이 공개되면서 올해 봄 이름이 지어졌다. 남편 재두루미는 '철원이', 부인은 '사랑이'다. 사랑이는 날개가 심하게 부러져 구조됐고, 철원이는 다리와 부리에 동상을 입은 채 구조됐다. 이후 사랑이는 오른쪽 날개에 3곳의 복합골절을 입어 ⁴□□을 받았지만, 근육과 인대가 제대로 회복되지 못해 제대로 ⁵□□를 펼칠 수 없게 됐다. 사랑이는 올해 4월 두 차례에 걸쳐 2개의 알을 낳았다. 이들 부부는 번갈아 가며 알을 품으며 ⁶□□를 기다렸지만 40일이 지나도 새끼는 나오지 않았다. 이후 군은 올해 3월 이들 부부를 다시 ⁷□□으로 돌려보내려 했다. 하지만 ⁸□□이 심했던 사랑이는 날아오르지 못했다. 결국 철원이는 지난 6월 혼자 날아가버렸다. 그러다 철원이가 중국에서 여름을 지내고 지난 12일 다시 사랑이에게 돌아온 것이었다. 철원군 관계자는 "떠나버린 줄만 알았던 수컷두루미 철원이가 돌아오기를 ⁹□□하던 중 사랑이를 만나러 돌아오는 ¹⁰□□같은 일이 실현됐다"고 전했다.

출처: 중앙일보_2020. 11. 25._한영혜 기자
"재두루미의 아내 사랑…GPS보니, 中·北거쳐 1000㎞ 날아 돌아왔다"의 내용을 재편집함

▶ **의미힌트를 보고 빈칸 안에 단어를 써보세요.**

1. 크게 느끼어 마음이 움직임

2. 떨어지지 아니하게 붙음. 또는 그렇게 붙이거나 닮

3. 일의 앞뒤 사정과 까닭

4. 피부나 점막, 기타의 조직을 의료 기계를 사용하여 자르거나 째거나 조작을 가하여 병을 고치는 일

5. 새나 곤충의 몸 양쪽에 붙어서 날아다니는 데 쓰는 기관

6. 동물의 알 속에서 새끼가 껍데기를 깨고 밖으로 나옴

7. 사람의 힘이 더해지지 아니하고 저절로 생겨난 산, 강, 바다, 식물, 동물 따위의 존재

8. 몸에 상처를 입음

9. 어떤 일을 이루거나 하기를 바람

10. 상식으로는 생각할 수 없는 기이한 일

▶ **초성힌트를 활용하여 나머지 글자를 완성해보세요.**

강원 철원에서 재두루미 부부가 5개월여만에 재회해 훈훈한 ¹ㄱㄷ 을 주고 있다. 지난 12일 철원 두루미평화타운으로 수컷 재두루미 한 마리가 날아왔다. 쉼터 관계자는 재두루미의 방문에 깜짝 놀랐다. 올 봄 훌쩍 떠나버린 수컷이 암컷을 찾아 다시 돌아온 것이기 때문이다. 쉼터 관계자는 수컷에 ²ㅂㅊ 한 위치추적장치 기록을 확인했다. 그 결과 이 수컷 재두루미는 중국에서 북한을 거쳐 다시 철원까지 1000㎞ 넘게 날아온 것으로 확인됐다. 중국에서 여름을 보낸 남편 재두루미가 겨울이 되자 부인을 찾아 '철원 살림집'으로 다시 돌아온 것이다. 이 재두루미 부부는 둘의 애틋한 ³ㅅㅇ 이 공개되면서 올해 봄 이름이 지어졌다. 남편 재두루미는 '철원이', 부인은 '사랑이' 다. 사랑이는 날개가 심하게 부러져 구조됐고, 철원이는 다리와 부리에 동상을 입은 채 구조됐다. 이후 사랑이는 오른쪽 날개에 3곳의 복합골절을 입어 ⁴ㅅㅅ 을 받았지만, 근육과 인대가 제대로 회복되지 못해 제대로 ⁵ㄴㄱ 를 펼칠 수 없게 됐다. 사랑이는 올해 4월 두 차례에 걸쳐 2개의 알을 낳았다. 이들 부부는 번갈아 가며 알을 품으며 ⁶ㅂㅎ 를 기다렸지만 40일이 지나도 새끼는 나오지 않았다. 이후 군은 올해 3월 이들 부부를 다시 ⁷ㅈㅇ 으로 돌려보내려 했다. 하지만 ⁸ㅂㅅ 이 심했던 사랑이는 날아오르지 못했다. 결국 철원이는 지난 6월 혼자 날아가버렸다. 그러다 철원이가 중국에서 여름을 지내고 지난 12일 다시 사랑이에게 돌아온 것이었다. 철원군 관계자는 "떠나버린 줄만 알았던 수컷두루미 철원이가 돌아오기를 ⁹ㅎㅁ 하던 중 사랑이를 만나러 돌아오는 ¹⁰ㄱㅈ 같은 일이 실현됐다"고 전했다.

점수 : ___ / 10점

# 3-1 알쏭달쏭 글자 완성

▶ "운동경기" 와 관련된 단어들 입니다. 정답을 써보세요.

| 1 | ㅇ 궁 | | 6 | ㅅ ㅌ ㅌ ㄹ | |
| 2 | ㅌ ㄴ ㅅ | | 7 | ㅂ ㄷ ㅁ ㅌ | |
| 3 | ㅍ ㅅ | | 8 | ㅂ 구 | |
| 4 | ㅎ ㄷ ㅂ | | 9 | ㅅ ㅋ ㅈ ㅍ | |
| 5 | ㅅ 격 | | 10 | ㄱ ㄱ ㅊ 조 | |

# 3-2 초성 단어 퀴즈

▶ 제시된 자음으로 시작하는 단어를 10개 이상 써보세요.

**ㄷ ㄱ**

다과,

___

___

**ㅁ ㅊ**

만찬,

___

___

# 정답

강원 철원에서 재두루미 부부가 5개월여만에 재회해 훈훈한 ¹감동을 주고 있다. 지난 12일 철원 두루미평화타운으로 수컷 재두루미 한 마리가 날아왔다. 쉼터 관계자는 재두루미의 방문에 깜짝 놀랐다. 올봄 훌쩍 떠나버린 수컷이 암컷을 찾아 다시 돌아온 것이기 때문이다. 쉼터 관계자는 수컷에 ²부착한 위치추적장치 기록을 확인했다. 그 결과 이 수컷 재두루미는 중국에서 북한을 거쳐 다시 철원까지 1000㎞ 넘게 날아온 것으로 확인됐다. 중국에서 여름을 보낸 남편 재두루미가 겨울이 되자 부인을 찾아 '철원 살림집'으로 다시 돌아온 것이다. 이 재두루미 부부는 둘의 애틋한 ³사연이 공개되면서 올해 봄 이름이 지어졌다. 남편 재두루미는 '철원이', 부인은 '사랑이'다. 사랑이는 날개가 심하게 부러져 구조됐고, 철원이는 다리와 부리에 동상을 입은 채 구조됐다. 이후 사랑이는 오른쪽 날개에 3곳의 복합골절을 입어 ⁴수술을 받았지만, 근육과 인대가 제대로 회복되지 못해 제대로 ⁵날개를 펼칠 수 없게 됐다. 사랑이는 올해 4월 두 차례에 걸쳐 2개의 알을 낳았다. 이들 부부는 번갈아 가며 알을 품으며 ⁶부화를 기다렸지만 40일이 지나도 새끼는 나오지 않았다. 이후 군은 올해 3월 이들 부부를 다시 ⁷자연으로 돌려보내려 했다. 하지만 ⁸부상이 심했던 사랑이는 날아오르지 못했다. 결국 철원이는 지난 6월 혼자 날아가버렸다. 그러다 철원이가 중국에서 여름을 지내고 지난 12일 다시 사랑이에게 돌아온 것이었다. 철원군 관계자는 "떠나버린 줄만 알았던 수컷두루미 철원이가 돌아오기를 ⁹희망하던 중 사랑이를 만나러 돌아오는 ¹⁰기적 같은 일이 실현됐다"고 전했다.

# 3-1 알쏭달쏭 글자 완성 정답

| 1 | ㅇ궁 | 양궁 | 6 | ㅅㅌㅌㄹ | 쇼트트랙 |
|---|---|---|---|---|---|
| 2 | ㅌㄴㅅ | 테니스 | 7 | ㅂㄷㅁㅌ | 배드민턴 |
| 3 | ㅍㅅ | 펜싱, 풋살 | 8 | ㅂ구 | 배구 |
| 4 | ㅎㄷㅂ | 핸드볼 | 9 | ㅅㅋㅈㅍ | 스키점프 |
| 5 | ㅅ격 | 사격 | 10 | 기ㄱㅊ조 | 기계체조 |

# 3-2 초성 단어 퀴즈 정답

(독자들의 훈련을 위하여 비교적 어휘빈도가 낮은 단어를 제시함. 이외의 다양한 단어 또한 답이 될 수 있음)

## ㄷㄱ

단계, 단골, 단기, 당구, 당근, 대게, 대견, 대기, 도구, 독감, 동공,

동기, 둔감, 등교 등...

## ㅁㅊ

마차, 마찰, 마취, 망치, 매체, 매출, 먹칠, 멸치, 명찰, 명칭, 목청,

무침, 문초, 물체 등...

# 4일차

_____년 _____월 _____일

# 4 빈칸 채우기 퀴즈

▶ 지문을 읽고 빈칸에 들어갈 단어를 정자체로 쓰세요.

성탄절을 앞두고 대구에서 40대 초반 부부와 중학생 아들, 초등생 딸 등 일가족 4명이 숨지는 안타까운 ¹_____이 발생했다. 집 앞에는 은행과 대부업체 등이 발송한 독촉장과 세금 미납 ²_____가 수북했다. 가장이 몇 년 전 개인사업을 하다 부도 난 뒤 ³_____에 시달렸으나 기초생활수급권자는 아니었다고 경찰이 전했다. 최근 6개월간 일가족의 ⁴_____적 선택과 관련된 유사 사건이 7건이나 발생해 이미 30명이 숨졌다. 이처럼 ⁵_____되는 '가족 비극'을 단순히 개인의 불행이나 책임으로 가볍게 넘길 일이 아니다. 사회와 국가 복지 시스템에 ⁶_____이 뻥 뚫렸다고 봐야 한다. 박근혜 정부 때인 2014년 '송파 세 모녀 사건'이 터진 이후 2015년부터 복지 사각지대 발굴 시스템을 가동하고 있지만, 여전히 실효성이 떨어진다는 ⁷_____을 받고 있다. 특히 문재인 정부 들어 복지 예산을 매년 큰 폭으로 증액하는데도 비극은 오히려 더 잦아지고 있다. 개인과 기업으로부터 세금을 거둬들여 정부가 선심 쓰듯 복지 지출을 확대하는 판국에 개인과 가정이 속절없이 무너지는 ⁸_____를 도대체 어떻게 설명해야 할까.

예산 부족이 아니라 복지 전달 체계가 고장났다고 봐야 한다. 보건사회연구원 보고서에 따르면 복지 담당 공무원의 96%는 복지 ⁹_____가 존재한다고 응답했다. 실제로 전국의 구도심에서 60대 이상 ¹⁰_____뿐 아니라 한참 일해야 할 40·50세대의 고독사가 넘쳐난다.

출처: 중앙일보 사설칼럼_2019.12.25.
"현금복지 54조원 쓰는데도 잇따르는 가족의 비극"의 내용을 재편집함

▶ **의미힌트를 보고 빈칸 안에 단어를 써보세요.**

1 사회적으로 문제를 일으키거나 주목을 받을 만한 뜻밖의 일

2 국가나 공공 기관 따위가 일정한 금액을 부과하는 문서

3 경제적인 곤란으로 겪는 생활상의 괴로움

4 길이나 일의 진행이 끝까지 미쳐 더 나아갈 데가 없는 지경

5 같은 일을 되풀이 함

6 허점이나 약점을 비유적으로 이르는 말

7 꼭 집어서 가리킴

8 어떠한 결론이나 결과에 이른 까닭이나 근거

9 관심이나 영향이 미치지 못하는 구역을 비유적으로 이르는 말

10 나이가 썩 많은 늙은 사람

▶ **초성힌트를 활용하여 나머지 글자를 완성해보세요.**

성탄절을 앞두고 대구에서 40대 초반 부부와 중학생 아들, 초등생 딸 등 일가족 4명이 숨지는 안타까운 ¹[ㅅㄱ]이 발생했다. 집 앞에는 은행과 대부업체 등이 발송한 독촉장과 세금 미납 ²[ㄱㅈㅅ]가 수북했다. 가장이 몇 년 전 개인사업을 하다 부도 난 뒤 ³[ㅅㅎㄱ]에 시달렸으나 기초생활수급권자는 아니었다고 경찰이 전했다. 최근 6개월간 일가족의 ⁴[ㄱㄷ]적 선택과 관련된 유사 사건이 7건이나 발생해 이미 30명이 숨졌다. 이처럼 ⁵[ㅂㅂ]되는 '가족 비극'을 단순히 개인의 불행이나 책임으로 가볍게 넘길 일이 아니다. 사회와 국가 복지 시스템에 ⁶[ㄱㅁ]이 뻥 뚫렸다고 봐야 한다. 박근혜 정부 때인 2014년 '송파 세 모녀 사건'이 터진 이후 2015년부터 복지 사각지대 발굴 시스템을 가동하고 있지만, 여전히 실효성이 떨어진다는 ⁷[ㅈㅈ]을 받고 있다. 특히 문재인 정부 들어 복지 예산을 매년 큰 폭으로 증액하는데도 비극은 오히려 더 잦아지고 있다. 개인과 기업으로부터 세금을 거둬들여 정부가 선심 쓰듯 복지 지출을 확대하는 판국에 개인과 가정이 속절없이 무너지는 ⁸[ㅇㅇ]를 도대체 어떻게 설명해야 할까.
예산 부족이 아니라 복지 전달 체계가 고장났다고 봐야 한다. 보건사회연구원 보고서에 따르면 복지 담당 공무원의 96%는 복지 ⁹[ㅅㄱㅈㄷ]가 존재한다고 응답했다. 실제로 전국의 구도심에서 60대 이상 ¹⁰[ㄱㄹㅈ]뿐 아니라 한참 일해야 할 40·50세대의 고독사가 넘쳐난다.

점수 : ___ / 10점

# 4-1 알쏭달쏭 글자 완성

▶ "운동경기"와 관련된 단어들 입니다. 정답을 써보세요.

| 1 | ㅅ쿼ㅅ | | 6 | ㄹㅅ링 | |
| 2 | ㅇㅇㄹㅂ | | 7 | ㅋ링 | |
| 3 | ㄹ듬ㅊㅈ | | 8 | ㅌㄱ도 | |
| 4 | ㅆㄹ | | 9 | ㅂㅅ레ㅇ | |
| 5 | ㅁ라ㅌ | | 10 | ㅎㅋ | |

# 4-2 초성 단어 퀴즈

▶ 제시된 자음으로 시작하는 단어를 10개 이상 써보세요.

## ㅇㅇ

아우,

## ㅈㅎ

장화,

# 정답

성탄절을 앞두고 대구에서 40대 초반 부부와 중학생 아들, 초등생 딸 등 일가족 4명이 숨지는 안타까운 **사건**이 발생했다. 집 앞에는 은행과 대부업체 등이 발송한 독촉장과 세금 미납 **고지서**가 수북했다. 가장이 몇 년 전 개인사업을 하다 부도 난 뒤 **생활고**에 시달렸으나 기초생활수급권자는 아니었다고 경찰이 전했다. 최근 6개월간 일가족의 **극단**적 선택과 관련된 유사 사건이 7건이나 발생해 이미 30명이 숨졌다. 이처럼 **반복**되는 '가족 비극'을 단순히 개인의 불행이나 책임으로 가볍게 넘길 일이 아니다. 사회와 국가 복지 시스템에 **구멍**이 뻥 뚫렸다고 봐야 한다. 박근혜 정부 때인 2014년 '송파 세 모녀 사건'이 터진 이후 2015년부터 복지 사각지대 발굴 시스템을 가동하고 있지만, 여전히 실효성이 떨어진다는 **지적**을 받고 있다. 특히 문재인 정부 들어 복지 예산을 매년 큰 폭으로 증액하는데도 비극은 오히려 더 잦아지고 있다. 개인과 기업으로부터 세금을 거둬들여 정부가 선심 쓰듯 복지 지출을 확대하는 판국에 개인과 가정이 속절없이 무너지는 **이유**를 도대체 어떻게 설명해야 할까.
예산 부족이 아니라 복지 전달 체계가 고장났다고 봐야 한다. 보건사회연구원 보고서에 따르면 복지 담당 공무원의 96%는 복지 **사각지대**가 존재한다고 응답했다. 실제로 전국의 구도심에서 60대 이상 **고령자**뿐 아니라 한참 일해야 할 40·50세대의 고독사가 넘쳐난다.

# 4-1 알쏭달쏭 글자 완성 정답

| 1 | ㅅ궈ㅅ | 스쿼시 | 6 | ㄹㅅ링 | 레슬링 |
|---|---|---|---|---|---|
| 2 | ㅇㅇㄹㅂ | 에어로빅 | 7 | ㅋ링 | 컬링 |
| 3 | ㄹ듬ㅊㅈ | 리듬체조 | 8 | ㅌㄱ도 | 태권도 |
| 4 | ㅆㄹ | 씨름 | 9 | ㅂㅅ레ㅇ | 봅슬레이 |
| 5 | ㅁ라ㅌ | 마라톤 | 10 | ㅎㅋ | 하키 |

# 4-2 초성 단어 퀴즈 정답

(독자들의 훈련을 위하여 비교적 어휘빈도가 낮은 단어를 제시함. 이외의 다양한 단어 또한 답이 될 수 있음)

## ㅇㅇ

애인, 야외, 영어, 영업, 영웅, 예약, 예의, 오염, 우월, 원인, 음악, 이월, 이익, 인어 등...

## ㅈㅎ

재학, 재회, 저항, 전환, 정화, 제한, 조합, 조화, 조회, 중화, 지하, 지혜, 진행, 진화 등...

# 5일차

_____년 _____월 _____일

## 5 빈칸 채우기 퀴즈

▶ 지문을 읽고 빈칸에 들어갈 단어를 정자체로 쓰세요.

황 할머니는 12일 만에 코로나를 극복했다. 지난해 경북 청도군 집에서 만난 황 할머니는 불과 몇 달 전 코로나19로 입원했다고는 믿기 어려울 정도로 건강한 모습이었다. 거동에 문제가 없고, 가끔 1.◻◻를 표현하는 데도 지장이 없었다. 할머니는 "여기까지 오시느라 2.◻◻ 많으셨다"며 취재진을 반겼다. 할머니는 지난해 3월 코로나19 확진 판정을 받고 포항의료원에서 입원치료를 받았다.

홍씨는 "어머니가 입원 직후만 해도 식음을 3.◻◻ 하고 치료 의지가 없었다. 가족과 떨어지니 4.◻◻◻에 삶의 끈을 놓으려 하신 것 같다"며 "그렇지만 의료진의 5.◻◻적인 치료를 받고 이겨내셨다"고 했다. 황 할머니는 "100세를 바라보는 나도 이겼는데, 코로나19를 극복하지 못할 이유가 있겠나"라고 말했다. 할머니는 입원 중 오히려 건강 6.◻◻가 좋지 않은 아들을 걱정했다고 한다. 모자는 홍씨가 위암 수술을 받고 나서 7.◻◻◻ 좋은 곳을 찾아 2002년 청도로 이사했다. 황 할머니는 약간의 치매와 우울증을 앓고 있다. 홍씨가 효자손 노인주간보호센터로 어머니를 8.◻◻했다. 할머니는 이곳에서 체조와 레크리에이션 등으로 9.◻◻들과 어울리면서 치매 증세가 호전됐다. 코로나19 입원 때는 주간보호센터 직원들이 매일 "건강히 10.◻◻하셔서 다시 친구들과 즐겁게 지내자"고 전화로 응원했다고 한다. 황 할머니가 강조한 최고의 치료제는 바로 '희망'이었다. 할머니는 "거리두기를 철저히 하고 병에 걸리더라도 희망을 가져야 한다"고 말했다.

출처: 중앙일보_2021. 01. 01._ 김정석 기자
코로나 완치된 97세 "최고의 치료제는 '희망'입니다"의 내용을 재편집함

▶ **의미힌트를 보고 빈칸 안에 단어를 써보세요.**

1. 무엇을 하고자 하는 생각

2. 어렵고 고된 일을 겪음. 또는 그런 일이나 생활

3. 모두 닫음. 또는 완전히 닫아 버림

4. 홀로 되어 쓸쓸한 마음이나 느낌

5. 몸과 마음을 바쳐 있는 힘을 다함

6. 사물, 현상이 놓여 있는 모양이나 형편

7. 지구를 둘러 싼 대기의 하층부를 구성하는 무색, 무취의 투명한 기체

8. 어떤 내용을 소개하여 알려줌. 또는 그런 일

9. 나이나 수준이 서로 비슷한 무리

10. 일정 기간 병원에서 머물던 환자가 병원에서 나옴

### ▶ 초성힌트를 활용하여 나머지 글자를 완성해보세요.

황 할머니는 12일 만에 코로나를 극복했다. 지난해 경북 청도군 집에서 만난 황 할머니는 불과 몇 달 전 코로나19로 입원했다고는 믿기 어려울 정도로 건강한 모습이었다. 거동에 문제가 없고, 가끔 ①[ㅇㅅ]를 표현하는 데도 지장이 없었다. 할머니는 "여기까지 오시느라 ②[ㄱㅅ] 많으셨다"며 취재진을 반겼다. 할머니는 지난해 3월 코로나19 확진 판정을 받고 포항의료원에서 입원치료를 받았다.

홍씨는 "어머니가 입원 직후만 해도 식음을 ③[ㅈㅍ]하고 치료 의지가 없었다. 가족과 떨어지니 ④[ㅇㄹㅇ]에 삶의 끈을 놓으려 하신 것 같다"며 "그렇지만 의료진의 ⑤[ㅎㅅ]적인 치료를 받고 이겨내셨다"고 했다. 황 할머니는 "100세를 바라보는 나도 이겼는데, 코로나19를 극복하지 못할 이유가 있겠나"라고 말했다. 할머니는 입원 중 오히려 건강 ⑥[ㅅㅌ]가 좋지 않은 아들을 걱정했다고 한다. 모자는 홍씨가 위암 수술을 받고 나서 ⑦[ㄱㄱ] 좋은 곳을 찾아 2002년 청도로 이사했다. 황 할머니는 약간의 치매와 우울증을 앓고 있다. 홍씨가 효자손 노인주간보호센터로 어머니를 ⑧[ㅇㄴ]했다. 할머니는 이곳에서 체조와 레크리에이션 등으로 ⑨[ㄸㄹ]들과 어울리면서 치매 증세가 호전됐다. 코로나19 입원 때는 주간보호센터 직원들이 매일 "건강히 ⑩[ㅌㅇ]하셔서 다시 친구들과 즐겁게 지내자"고 전화로 응원했다고 한다. 황 할머니가 강조한 최고의 치료제는 바로 '희망'이었다. 할머니는 "거리두기를 철저히 하고 병에 걸리더라도 희망을 가져야 한다"고 말했다.

점수 : ___ / 10점

# 5-1 알쏭달쏭 글자 완성

▶ "과일"과 관련된 단어들 입니다. 정답을 써보세요.

| | | | | | |
|---|---|---|---|---|---|
| 1 | ㅋ 위 | | 6 | ㅎ 라 ㅂ | |
| 2 | ㅅ ㅂ | | 7 | ㄹ 몬 | |
| 3 | ㄸ ㄱ | | 8 | ㅂ 루 ㅂ 리 | |
| 4 | 망 ㄱ | | 9 | ㅇ 두 | |
| 5 | ㅍ ㅍ 야 | | 10 | ㅍ ㄷ | |

# 5-2 초성 단어 퀴즈

▶ 제시된 자음으로 시작하는 단어를 10개 이상 써보세요.

### ㅇ ㅌ

어투,

### ㅇ ㅈ

압정,

# 정답

황 할머니는 12일 만에 코로나를 극복했다. 지난해 경북 청도군 집에서 만난 황 할머니는 불과 몇 달 전 코로나19로 입원했다고는 믿기 어려울 정도로 건강한 모습이었다. 거동에 문제가 없고, 가끔 의사를 표현하는 데도 지장이 없었다. 할머니는 "여기까지 오시느라 고생 많으셨다"며 취재진을 반겼다. 할머니는 지난해 3월 코로나19 확진 판정을 받고 포항의료원에서 입원치료를 받았다.

홍씨는 "어머니가 입원 직후만 해도 식음을 전폐하고 치료 의지가 없었다. 가족과 떨어지니 외로움에 삶의 끈을 놓으려 하신 것 같다"며 "그렇지만 의료진의 헌신적인 치료를 받고 이겨내셨다"고 했다. 황 할머니는 "100세를 바라보는 나도 이겼는데, 코로나19를 극복하지 못할 이유가 있겠나"라고 말했다. 할머니는 입원 중 오히려 건강 상태가 좋지 않은 아들을 걱정했다고 한다. 모자는 홍씨가 위암 수술을 받고 나서 공기 좋은 곳을 찾아 2002년 청도로 이사했다. 황 할머니는 약간의 치매와 우울증을 앓고 있다. 홍씨가 효자손 노인주간보호센터로 어머니를 안내했다. 할머니는 이곳에서 체조와 레크리에이션 등으로 또래들과 어울리면서 치매 증세가 호전됐다. 코로나19 입원 때는 주간보호센터 직원들이 매일 "건강히 퇴원하셔서 다시 친구들과 즐겁게 지내자"고 전화로 응원했다고 한다. 황 할머니가 강조한 최고의 치료제는 바로 '희망'이었다. 할머니는 "거리두기를 철저히 하고 병에 걸리더라도 희망을 가져야 한다"고 말했다.

# 5-1 알쏭달쏭 글자 완성 정답

| 1 | ㅋ 위 | 키위 | 6 | ㅎ 라 ㅂ | 한라봉 |
|---|---|---|---|---|---|
| 2 | ㅅ ㅂ | 수박 | 7 | ㄹ 몬 | 레몬 |
| 3 | ㄸ ㄱ | 딸기 | 8 | ㅂ 루 ㅂ 리 | 블루베리 |
| 4 | 망 ㄱ | 망고 | 9 | ㅇ 두 | 앵두 |
| 5 | ㅍ ㅍ 야 | 파파야 | 10 | ㅍ ㄷ | 포도 |

# 5-2 초성 단어 퀴즈 정답

(독자들의 훈련을 위하여 비교적 어휘빈도가 낮은 단어를 제시함. 이외의 다양한 단어 또한 답이 될 수 있음)

## ㅇㅌ

안타, 앙탈, 약탈, 연탄, 염탐, 염통, 온탕, 요통, 위탁, 유통, 윤택,

일탈, 일터, 잉태 등...

## ㅇㅈ

안전, 안주, 애정, 억장, 역적, 역정, 연장, 예절, 우정, 우주, 운전,

의지, 인정, 일정 등...

# 6일차

_____년 _____월 _____일

# 6 빈칸 채우기 퀴즈
▶ 지문을 읽고 빈칸에 들어갈 단어를 정자체로 쓰세요.

성 착취 영상물 제작·유포 피의자 조주빈은 여성들을 ①____해 자신의 요구에 따르도록 했다. 위협의 무기는 여성들의 집 주소나 가족 관계 등에 대한 개인②____였다. 조주빈은 온라인상에서 접촉한 여성들에게 이름과 생년월일 등의 기초 정보를 얻은 뒤 이를 이용해 세세한 개인정보를③____했다. 조주빈 주변의 사회복무 요원들이 그 일을 도왔다. 조주빈은 텔레그램단체방(일명 '박사방') 회원 자격이나 금전을 대가로 삼아 사회복무 요원들을④____으로 끌어들였다. 그가 확보한 정보는 피해자들에게 올가미였다. 여성들은⑤____에 응하지 않으면 가족이나 주변 사람에게 자신의 신체가 드러난 사진이나 영상이 전달될지 모른다는⑥____에 떨 수밖에 없었다. 조주빈의 범행을 도운 사회복무 요원들은 구청이나 주민센터의 행정 전산망을 통해 여성들의 개인정보를 빼냈다. 원칙적으로 사회복무 요원에겐 개인정보 조회⑦____이 없다. 업무에 필요한 경우 구청과 주민센터 직원의 감독하에⑧____적으로 접근하게 돼 있다. 그러나 이들은 마음먹은 대로 정보를 획득했다. 공무원들이 자신의 임무를 사회복무 요원에게 떠맡기면서 전산망 접근도 통제하지 않는 일이 도처에서 벌어져 왔다는⑨____이 속속 나온다. 결국 허술하고 무책임한 관청과 공무원이 천인공노할 성범죄를 방조했다고 볼 수 있다. 이 사건에 대한 수사에서 이 부분도 명쾌히 규명돼야 한다. 또한 정부는 책임자를 문책하고 재발 방지⑩____을 마련해야 한다.

출처: 중앙일보 사설칼럼_2019.12.13.
"공익 요원도 보는 개인정보…관청이 '박사' 범죄 방조"의 내용을 재편집함

▶ **의미힌트를 보고 빈칸 안에 단어를 써보세요.**

1. 겁을 주며 압력을 가하여 남에게 억지로 어떤 일을 하도록 함

2. 관찰이나 측정을 통하여 수집한 자료를 실제 문제에 도움이 될 수 있도록 정리한 지식. 또는 그 자료

3. 손에 들어옴. 또는 손에 넣음

4. '공동 정범(범죄 구성 요건에 해당하는 행위를 공동으로 실행한 사람)'을 줄여 이르는 말

5. 받아야 할 것을 필요에 의하여 달라고 청함

6. 마음이 편하지 아니하고 조마조마함

7. 어떤 사람이나 기관의 권리나 권력이 미치는 범위

8. 일정한 한도를 정하거나 그 한도를 넘지 못하게 막음

9. 증인으로서 사실을 진술함. 또는 그런 진술

10. 일을 처리하거나 해결하여 나갈 방법이나 계획

### 초성힌트를 활용하여 나머지 글자를 완성해보세요.

성 착취 영상물 제작·유포 피의자 조주빈은 여성들을 [ㅎ][ㅂ]해 자신의 요구에 따르도록 했다. 위협의 무기는 여성들의 집 주소나 가족 관계 등에 대한 개인[ㅈ][ㅂ]였다. 조주빈은 온라인상에서 접촉한 여성들에게 이름과 생년월일 등의 기초 정보를 얻은 뒤 이를 이용해 세세한 개인정보를 [ㅇ][ㅅ]했다. 조주빈 주변의 사회복무 요원들이 그 일을 도왔다. 조주빈은 텔레그램단체방(일명 '박사방') 회원 자격이나 금전을 대가로 삼아 사회복무 요원들을 [ㄱ][ㅂ]으로 끌어들였다. 그가 확보한 정보는 피해자들에게 올가미였다. 여성들은 [ㅇ][ㄱ]에 응하지 않으면 가족이나 주변 사람에게 자신의 신체가 드러난 사진이나 영상이 전달될지 모른다는 [ㅂ][ㅇ]에 떨 수밖에 없었다. 조주빈의 범행을 도운 사회복무 요원들은 구청이나 주민센터의 행정 전산망을 통해 여성들의 개인정보를 빼냈다. 원칙적으로 사회복무 요원에겐 개인정보 조회 [ㄱ][ㅎ]이 없다. 업무에 필요한 경우 구청과 주민센터 직원의 감독하에 [ㅈ][ㅎ]적으로 접근하게 돼 있다. 그러나 이들은 마음먹은 대로 정보를 획득했다. 공무원들이 자신의 임무를 사회복무 요원에게 떠맡기면서 전산망 접근도 통제하지 않는 일이 도처에서 벌어져 왔다는 [ㅈ][ㅇ]이 속속 나온다. 결국 허술하고 무책임한 관청과 공무원이 천인공노할 성범죄를 방조했다고 볼 수 있다. 이 사건에 대한 수사에서 이 부분도 명쾌히 규명돼야 한다. 또한 정부는 책임자를 문책하고 재발 방지[ㅂ][ㅇ]을 마련해야 한다.

점수 : ___ / 10점

# 6-1 알쏭달쏭 글자 완성

▶ "과일" 과 관련된 단어들 입니다. 정답을 써보세요.

| | | | | | |
|---|---|---|---|---|---|
| 1 | ㅍㅇㅇㅍ | | 6 | 체ㄹ | |
| 2 | ㅊ외 | | 7 | ㅇㄹ지 | |
| 3 | ㅂㅅ아 | | 8 | ㅊㅎ향 | |
| 4 | ㅁ화ㄱ | | 9 | ㅇ보ㅋㄷ | |
| 5 | ㅎ시 | | 10 | ㅋㅋㄴ | |

# 6-2 초성 단어 퀴즈

▶ 제시된 자음으로 시작하는 단어를 10개 이상 써보세요.

## ㅁㄱ

마감,

## ㅅㅌ

사탕,

# 정답

성 착취 영상물 제작·유포 피의자 조주빈은 여성들을 **협박**해 자신의 요구에 따르도록 했다. 위협의 무기는 여성들의 집 주소나 가족 관계 등에 대한 개인**정보**였다. 조주빈은 온라인상에서 접촉한 여성들에게 이름과 생년월일 등의 기초 정보를 얻은 뒤 이를 이용해 세세한 개인정보를 **입수**했다. 조주빈 주변의 사회복무 요원들이 그 일을 도왔다. 조주빈은 텔레그램단체방(일명 '박사방') 회원 자격이나 금전을 대가로 삼아 사회복무 요원들을 **공범**으로 끌어들였다. 그가 확보한 정보는 피해자들에게 올가미였다. 여성들은 **요구**에 응하지 않으면 가족이나 주변 사람에게 자신의 신체가 드러난 사진이나 영상이 전달될지 모른다는 **불안**에 떨 수밖에 없었다. 조주빈의 범행을 도운 사회복무 요원들은 구청이나 주민센터의 행정 전산망을 통해 여성들의 개인정보를 빼냈다. 원칙적으로 사회복무 요원에겐 개인정보 조회 **권한**이 없다. 업무에 필요한 경우 구청과 주민센터 직원의 감독하에 **제한**적으로 접근하게 돼 있다. 그러나 이들은 마음먹은 대로 정보를 획득했다. 공무원들이 자신의 임무를 사회복무 요원에게 떠맡기면서 전산망 접근도 통제하지 않는 일이 도처에서 벌어져 왔다는 **증언**이 속속 나온다. 결국 허술하고 무책임한 관청과 공무원이 천인공노할 성범죄를 방조했다고 볼 수 있다. 이 사건에 대한 수사에서 이 부분도 명쾌히 규명돼야 한다. 또한 정부는 책임자를 문책하고 재발 방지 **방안**을 마련해야 한다.

# 6-1 알쏭달쏭 글자 완성 정답

| 1 | ㅍㅇㅇㅍ | 파인애플 | 6 | 체ㄹ | 체리 |
|---|---|---|---|---|---|
| 2 | ㅊ외 | 참외 | 7 | ㅇㄹ지 | 오렌지 |
| 3 | ㅂㅅ아 | 복숭아 | 8 | ㅊㅎ향 | 천혜향 |
| 4 | ㅁ화ㄱ | 무화과 | 9 | ㅇ보ㅋㄷ | 아보카도 |
| 5 | ㅎ시 | 홍시 | 10 | ㅋㅋㄴ | 코코넛 |

# 6-2 초성 단어 퀴즈 정답

(독자들의 훈련을 위하여 비교적 어휘빈도가 낮은 단어를 제시함. 이외의 다양한 단어 또한 답이 될 수 있음)

## ㅁㄱ

말기, 망각, 메기, 모국, 모금, 무게, 무관, 무기, 문구, 물가, 물건, 물결, 미간, 민간 등...

## ㅅㅌ

사퇴, 산통, 상태, 상투, 생태, 석탄, 선택, 성탄, 세탁, 소통, 수통, 순탄, 실태, 심통 등...

# 7일차

_____ 년 _____ 월 _____ 일

# 7 빈칸 채우기 퀴즈

▶ 지문을 읽고 빈칸에 들어갈 단어를 정자체로 쓰세요.

KDB산업은행과 한국수출입은행이 신종 코로나바이러스 감염증(코로나19) 사태로 어려움을 겪는 대한항공에 1조2000억원 규모의 □□¹을 긴급 지원한다. 두 은행은 화물 운송과 관련한 자산유동화증권(ABS) 7000억원, 운영자금 2000억원을 □□² 할 계획이다. 또 6월엔 주식 전환권이 있는 영구채 3000억원가량도 인수한다. 이를 통해 두 은행은 대한항공 지분 10.8% 정도를 □□³ 할 수 있다. 두 은행은 이와 별개로 6월 말과 하반기에 만기 도래하는 대한항공 회사채 4100억원도 지원하기로 했다. 회사채 차환 지원까지 더하면 모두 1조6100억원을 대한항공에 □□⁴ 하는 셈이다. 대한항공 □□⁵ 은 코로나19 여파로 급감하고 있다. 여객 매출 중 94%를 차지하는 국제선 노선 대부분의 운항을 □□⁶ 한 때문이다. 이런 가운데 대한항공이 올해 갚아야 할 □□⁷ 은 회사채와 ABS, 차입금 등 모두 4조원 정도다. 이 중 상반기에 만기가 돌아오는 금액은 1조2000억원 □□⁸ 다. 최대현 산은 기업금융부문 부행장은 "5월 15일께 (대한항공에) 유동성 어려움이 생길 것으로 보여 그 전에 자금을 집행할 □□⁹ 이라고 말했다. 산은은 오너 일가가 보유한 한진칼 주식을 □□¹⁰ 로 잡지는 않았다. 산은은 "항공업 지원은 다른 나라도 사재출연보다는 이익 공유의 형식으로 진행한다"며 "추가 지원이 필요하게 되면 그때 오너 일가의 책임에 대해 다시 검토하겠다"고 밝혔다.

출처: 중앙SUNDAY_2020.04.25_황정일 기자
"산은·수은, 대한항공에 1조2000억원 긴급 지원" 의 내용을 재편집함

▶ **의미힌트를 보고 빈칸 안에 단어를 써보세요.**

1  사업을 경영하는 데에 쓰는 돈
　　..................................................

2  지지하여 도움
　　..................................................

3  확실히 보증하거나 가지고 있음
　　..................................................

4  사람이나 물자, 자본 따위를 필요한 곳에 넣음
　　..................................................

5  물건 따위를 내다 파는 일
　　..................................................

6  중도에서 끊어지거나 끊음
　　..................................................

7  돈의 액수
　　..................................................

8  사물이나 현상의 크기나 범위
　　..................................................

9  앞으로 할 일의 절차, 방법, 규모 따위를 미리 헤아려 작정함. 또는 그 내용
　　..................................................

10 민법에서, 채무 불이행 때 채무의 변제를 확보하는 수단으로 채권자에게 제공하는 것

▶ **초성힌트를 활용하여 나머지 글자를 완성해보세요.**

KDB산업은행과 한국수출입은행이 신종 코로나바이러스 감염증(코로나19) 사태로 어려움을 겪는 대한항공에 1조2000억원 규모의 ¹[ㅈㄱ]을 긴급 지원한다. 두 은행은 화물 운송과 관련한 자산유동화증권(ABS) 7000억원, 운영자금 2000억원을 ²[ㅈㅇ]할 계획이다. 또 6월엔 주식 전환권이 있는 영구채 3000억원가량도 인수한다. 이를 통해 두 은행은 대한항공 지분 10.8% 정도를 ³[ㅎㅂ]할 수 있다.

두 은행은 이와 별개로 6월 말과 하반기에 만기 도래하는 대한항공 회사채 4100억원도 지원하기로 했다. 회사채 차환 지원까지 더하면 모두 1조6100억원을 대한항공에 ⁴[ㅌㅇ]하는 셈이다.

대한항공 ⁵[ㅁㅊ]은 코로나19 여파로 급감하고 있다. 여객 매출 중 94%를 차지하는 국제선 노선 대부분의 운항을 ⁶[ㅈㄷ]한 때문이다. 이런 가운데 대한항공이 올해 갚아야 할 ⁷[ㄱㅇ]은 회사채와 ABS, 차입금 등 모두 4조원 정도다. 이 중 상반기에 만기가 돌아오는 금액은 1조2000억원 ⁸[ㄱㅁ]다. 최대현 산은 기업금융부문 부행장은 "5월 15일께 (대한항공에) 유동성 어려움이 생길 것으로 보여 그 전에 자금을 집행할 ⁹[ㄱㅎ]이라고 말했다.

산은은 오너 일가가 보유한 한진칼 주식을 ¹⁰[ㄷㅂ]로 잡지는 않았다. 산은은 "항공업 지원은 다른 나라도 사재출연보다는 이익 공유의 형식으로 진행한다"며 "추가 지원이 필요하게 되면 그때 오너 일가의 책임에 대해 다시 검토하겠다"고 밝혔다.

점수 : ___ / 10점

# 7-1 알쏭달쏭 글자 완성

▶ "조류(새)" 와 관련된 단어들 입니다. 정답을 써보세요.

| 1 | ㅂㄷㄱ |  | 6 | ㄱㅈㅅ |  |
|---|---|---|---|---|---|
| 2 | ㄲㅊ |  | 7 | ㄷㄹㅁ |  |
| 3 | ㅇㅁ새 |  | 8 | ㄱㅁㄱ |  |
| 4 | ㄸㄸㄱㄹ |  | 9 | ㅊㅁㅈ |  |
| 5 | ㄷㅅㄹ |  | 10 | ㅈㅂ |  |

# 7-2 초성 단어 퀴즈

▶ 제시된 자음으로 시작하는 단어를 10개 이상 써보세요.

## ㅇㄱ

아귀,

## ㅊㅈ

차장,

# 정답

KDB산업은행과 한국수출입은행이 신종 코로나바이러스 감염증(코로나19) 사태로 어려움을 겪는 대한항공에 1조2000억원 규모의 ¹자금을 긴급 지원한다. 두 은행은 화물 운송과 관련한 자산유동화증권(ABS) 7000억원, 운영자금 2000억원을 ²지원할 계획이다. 또 6월엔 주식 전환권이 있는 영구채 3000억원가량도 인수한다. 이를 통해 두 은행은 대한항공 지분 10.8% 정도를 ³확보할 수 있다. 두 은행은 이와 별개로 6월 말과 하반기에 만기 도래하는 대한항공 회사채 4100억원도 지원하기로 했다. 회사채 차환 지원까지 더하면 모두 1조6100억원을 대한항공에 ⁴투입하는 셈이다.

대한항공 ⁵매출은 코로나19 여파로 급감하고 있다. 여객 매출 중 94%를 차지하는 국제선 노선 대부분의 운항을 ⁶중단한 때문이다. 이런 가운데 대한항공이 올해 갚아야 할 ⁷금액은 회사채와 ABS, 차입금 등 모두 4조원 정도다. 이 중 상반기에 만기가 돌아오는 금액은 1조2000억원 ⁸규모다. 최대현 산은 기업금융부문 부행장은 "5월 15일께 (대한항공에) 유동성 어려움이 생길 것으로 보여 그 전에 자금을 집행할 ⁹계획이라고 말했다.

산은은 오너 일가가 보유한 한진칼 주식을 ¹⁰담보로 잡지는 않았다. 산은은 "항공업 지원은 다른 나라도 사재출연보다는 이익 공유의 형식으로 진행한다"며 "추가 지원이 필요하게 되면 그때 오너 일가의 책임에 대해 다시 검토하겠다"고 밝혔다.

# 7-1 알쏭달쏭 글자 완성 정답

| 1 | ㅂㄷㄱ | 비둘기 | 6 | ㄱㅈㅅ | 공작새 |
|---|---|---|---|---|---|
| 2 | ㄲㅊ | 까치 | 7 | ㄷㄹㅁ | 두루미 |
| 3 | ㅇㅁ새 | 앵무새 | 8 | ㄱㅁㄱ | 갈매기 |
| 4 | ㄸㄸㄱㄹ | 딱따구리 | 9 | ㅊㅁㅈ | 칠면조 |
| 5 | ㄷㅅㄹ | 독수리 | 10 | ㅈㅂ | 제비 |

# 7-2 초성 단어 퀴즈 정답

(독자들의 훈련을 위하여 비교적 어휘빈도가 낮은 단어를 제시함. 이외의 다양한 단어 또한 답이 될 수 있음)

## ㅇㄱ

여권, 연구, 연기, 영감, 예금, 오기, 외교, 외국, 요금, 유기, 윤기,

인기, 일기, 임금 등...

## ㅊㅈ

찻잔, 천장, 체조, 체중, 초장, 초점, 총장, 추진, 축제, 출장, 취직,

치즈, 친절, 친정 등...

# 8일차

_____ 년 _____ 월 _____ 일

# 8 빈칸 채우기 퀴즈

▶ 지문을 읽고 빈칸에 들어갈 단어를 정자체로 쓰세요.

코로나19 사태로 인한 경제 위기가 실업 대란으로 번질 기세다. 고용노동부와 각 지방 고용노동청 등에 따르면 이달 들어 실업급여 신규 신청자가 지난해 같은 기간보다 30% 이상 늘었다. 일자리 위기가 벌어지면 가장 먼저 고통의 전선으로 내몰리는 이들이  ¹☐☐ 계층이다. 지금도 일용직·계약직 등 비정규직, 특수고용 근로자, 파견직, 5인 미만 사업장 근로자들이 가장 먼저 ²☐☐ 칼바람을 맞고 있다. 상황이 나아지기를 기다리던 기업이 결국 이들부터 휴직 시키거나 해고하고 있다. 취약 계층일수록 일자리가 생존 문제와 ³☐☐ 되지만, 사회적 안전망은 허술하기만 하다. 정규직·대기업 근로자와 비교하면 사실상 사각지대에 놓여 있다고 해도 ⁴☐☐ 이 아니다. 가령 5인 미만 사업장 근로자는 평균 임금의 70%를 받을 수 있는 휴업수당 지급 대상에서 ⁵☐☐ 되고, 일용직들은 까다로운 수급 요건 때문에 실업급여를 받기가 힘들다. 정부가 두 차례에 걸쳐 모두 100조원 규모의 긴급 기업 구호 ⁶☐☐ 을 내놨지만, 지원 대상이 기업에 그쳤다. 사회적 안전망의 사각지대를 해소하기 위해 실업급여 등의 수급 요건을 ⁷☐☐ 하는 등 제도적 개선이 ⁸☐☐ 하다. 실직자 급증에 대비해 실업급여 예산 확보도 서둘러야 한다. 지금과 같은 경제 상황에서 취약 계층이 한번 쓰러지면 다시 일어서기란 쉽지 않다. 개인의 삶도 문제지만, 국가적·사회적 ⁹☐☐ 도 커진다. 경제적 취약 계층이 어떻게든 고통의 계곡을 건널 수 있도록 정부는 생계 지원에 각별히 ¹⁰☐☐ 써야 한다.

출처: 중앙일보 사설칼럼_2020.03.26.
"벼랑 끝 내몰리는 취약 계층…이대로는 위험하다"의 내용을 재편집함

▶ **의미힌트를 보고 빈칸 안에 단어를 써보세요.**

1 무르고 약함

2 고용주가 고용 계약을 해제하여 피고용인을 내보냄

3 사이에 다른 것이 개입되지 않고 직접 연결됨. 또는 사이에 다른 것을 개입하지 않고 직접 연결함

4 지나치게 말을 함. 또는 그 말

5 제도의 범위 밖

6 어떤 일에 대처할 계획이나 수단

7 긴장된 상태나 급박한 것을 느슨하게 함

8 '시각을 다툴 만큼 몹시 절박하고 급하다'의 어근

9 슬픈 일이나 뜻밖의 사건 따위로 마음에 받은 심한 자극이나 영향

10 어떤 일에 대한 느낌이나 생각

# ▶ 초성힌트를 활용하여 나머지 글자를 완성해보세요.

코로나19 사태로 인한 경제 위기가 실업 대란으로 번질 기세다. 고용노동부와 각 지방 고용노동청 등에 따르면 이달 들어 실업급여 신규 신청자가 지난해 같은 기간보다 30% 이상 늘었다. 일자리 위기가 벌어지면 가장 먼저 고통의 전선으로 내몰리는 이들이 1 ㅊㅇ 계층이다. 지금도 일용직·계약직 등 비정규직, 특수고용 근로자, 파견직, 5인 미만 사업장 근로자들이 가장 먼저 2 ㅎㄱ 칼바람을 맞고 있다. 상황이 나아지기를 기다리던 기업이 결국 이들부터 휴직 시키거나 해고하고 있다. 취약 계층일수록 일자리가 생존 문제와 3 ㅈㄱ 되지만, 사회적 안전망은 허술하기만 하다. 정규직·대기업 근로자와 비교하면 사실상 사각지대에 놓여 있다고 해도 4 ㄱㅇ 이 아니다. 가령 5인 미만 사업장 근로자는 평균 임금의 70%를 받을 수 있는 휴업수당 지급 대상에서 5 ㅈㅇ 되고, 일용직들은 까다로운 수급 요건 때문에 실업급여를 받기가 힘들다. 정부가 두 차례에 걸쳐 모두 100조원 규모의 긴급 기업 구호 6 ㄷㅊ 을 내놨지만, 지원 대상이 기업에 그쳤다. 사회적 안전망의 사각지대를 해소하기 위해 실업급여 등의 수급 요건을 7 ㅇㅎ 하는 등 제도적 개선이 8 ㅅㄱ 하다. 실직자 급증에 대비해 실업급여 예산 확보도 서둘러야 한다. 지금과 같은 경제 상황에서 취약 계층이 한번 쓰러지면 다시 일어서기란 쉽지 않다. 개인의 삶도 문제지만, 국가적·사회적 9 ㅊㄱ 도 커진다. 경제적 취약 계층이 어떻게든 고통의 계곡을 건널 수 있도록 정부는 생계 지원에 각별히 10 ㅅㄱ 써야 한다.

점수 : ___ / 10점

# 8-1 알쏭달쏭 글자 완성

▶ "조류(새)" 와 관련된 단어들 입니다. 정답을 써보세요.

| 1 | ㅇ 가 ㄹ | | 6 | ㅎ ㅎ | |
|---|---|---|---|---|---|
| 2 | ㅍ ㄱ | | 7 | ㄲ ㄲ ㄹ | |
| 3 | ㅃ ㄲ ㄱ | | 8 | ㄱ ㄹ 기 | |
| 4 | ㅍ ㄹ ㅅ | | 9 | ㅇ ㅃ ㅁ | |
| 5 | ㅌ ㅈ | | 10 | ㅁ ㅊ 새 | |

# 8-2 초성 단어 퀴즈

▶ 제시된 자음으로 시작하는 단어를 10개 이상 써보세요.

## ㄱㄴ

가난,

## ㄱㅅ

가사,

# 정답

코로나19 사태로 인한 경제 위기가 실업 대란으로 번질 기세다. 고용노동부와 각 지방 고용노동청 등에 따르면 이달 들어 실업급여 신규 신청자가 지난해 같은 기간보다 30% 이상 늘었다. 일자리 위기가 벌어지면 가장 먼저 고통의 전선으로 내몰리는 이들이 **취약** 계층이다. 지금도 일용직·계약직 등 비정규직, 특수고용 근로자, 파견직, 5인 미만 사업장 근로자들이 가장 먼저 **해고** 칼바람을 맞고 있다. 상황이 나아지기를 기다리던 기업이 결국 이들부터 휴직 시키거나 해고하고 있다. 취약 계층일수록 일자리가 생존 문제와 **직결** 되지만, 사회적 안전망은 허술하기만 하다. 정규직·대기업 근로자와 비교하면 사실상 사각지대에 놓여 있다고 해도 **과언** 이 아니다. 가령 5인 미만 사업장 근로자는 평균 임금의 70%를 받을 수 있는 휴업수당 지급 대상에서 **제외** 되고, 일용직들은 까다로운 수급 요건 때문에 실업급여를 받기가 힘들다. 정부가 두 차례에 걸쳐 모두 100조원 규모의 긴급 기업 구호 **대책** 을 내놨지만, 지원 대상이 기업에 그쳤다. 사회적 안전망의 사각지대를 해소하기 위해 실업급여 등의 수급 요건을 **완화** 하는 등 제도적 개선이 **시급** 하다. 실직자 급증에 대비해 실업급여 예산 확보도 서둘러야 한다. 지금과 같은 경제 상황에서 취약 계층이 한번 쓰러지면 다시 일어서기란 쉽지 않다. 개인의 삶도 문제지만, 국가적·사회적 **충격** 도 커진다. 경제적 취약 계층이 어떻게든 고통의 계곡을 건널 수 있도록 정부는 생계 지원에 각별히 **신경** 써야 한다.

# 8-1 알쏭달쏭 글자 완성 정답

| 1 | ㅇ 가 ㄹ | 왜가리 | 6 | ㅎ ㅎ | 홍학 |
|---|---|---|---|---|---|
| 2 | ㅍ ㄱ | 펭귄 | 7 | ㄲ ㄲ ㄹ | 꾀꼬리 |
| 3 | ㅃ ㄲ ㄱ | 뻐꾸기 | 8 | ㄱ ㄹ 기 | 기러기 |
| 4 | ㅍ ㄹ ㅅ | 파랑새 | 9 | ㅇ ㅃ ㅁ | 올빼미 |
| 5 | ㅌ ㅈ | 타조 | 10 | ㅁ ㅊ 새 | 물총새 |

# 8-2 초성 단어 퀴즈 정답

(독자들의 훈련을 위하여 비교적 어휘빈도가 낮은 단어를 제시함. 이외의 다양한 단어 또한 답이 될 수 있음)

## ㄱㄴ

가능, 개념, 겨냥, 고뇌, 고니, 과녁, 관념, 관능, 교내, 국내, 그네, 그늘, 금년, 기능 등...

## ㄱㅅ

간식, 감사, 거실, 건설, 검사, 검색, 계산, 고생, 고수, 공사, 관심, 귀신, 기사, 기술 등...

# 9일차

_____년 _____월 _____일

# 9 빈칸 채우기 퀴즈

▶ 지문을 읽고 빈칸에 들어갈 단어를 정자체로 쓰세요.

프란치스코 교황이 12일 부활대축일 미사에서 신종 코로나바이러스 감염증(코로나19)으로 인한 세계적 ①□□ 에 대해 "지금은 무관심과 이기심, 분열과 망각의 때가 아니다. 세계가 ②□□ 받고 있고, 서로 단결해야 한다"며 "우리가 직면한 도전은 우리 모두에게 공통적이며 사람들을 ③□□ 하지 않기 때문"이라고 말했다. 프란치스코 교황은 이날 바티칸 성베드로 대성당에서 집전한 부활절 미사 특별 강론에서 "무관심, 이기심, 분열, 망각은 우리 안에서 두려움과 죽음이 이길 때 ④□□ 을 부린다. 이는 이 시기에 우리가 듣고 싶은 단어가 아니며, 이런 단어들을 ⑤□□ 하고 싶다"며 이처럼 말했다. 미사는 온라인으로 생중계됐다. 그는 "오늘은 인류를 모질게 ⑥□□ 하고 있는 감염병에 억눌린 밤이며, 어려움 중에 지내는 고독한 부활절"이라며 예수 부활의 메시지를 "희망의 감염"이라고 ⑦□□ 했다. "그리스도의 부활은 모든 문제를 사라지게 하는 마술의 주문이 아니라 악의 뿌리에 거두는 사랑의 승리이며, 악을 선으로 바꾸는 승리"라면서다. 프란치스코 교황은 특히 "코로나19로 ⑧□□ 을 입은 여러 지역 중 특별히 유럽을 생각한다"며 "오늘날 유럽연합은 시대의 도전에 ⑨□□ 했고, 여기에 유럽의 미래뿐 아니라 전 세계의 ⑩□□ 가 달려 있다"고 강조했다.

출처: 중앙일보_2020.04.13_김다영 기자

교황 "감염병이 인류 시험, 서로 단결해야"의 내용을 재편집함

▶ **의미힌트를 보고 빈칸 안에 단어를 써보세요.**

1. 생명이나 신체, 재산, 명예 따위에 손해를 입음. 또는 그 손해

2. 몸이나 마음의 괴로움과 아픔

3. 둘 이상의 대상을 각각 등급이나 수준 따위의 차이를 두어서 구별함

4. 기운이나 힘 따위가 성해서 좀처럼 누그러들지 않음. 또는 그 기운이나 힘

5. 일정한 지역이나 조직 밖으로 쫓아냄

6. 사람의 됨됨이를 알기 위하여 떠보는 일. 또는 그런 상황

7. 생각이나 느낌 따위를 언어나 몸짓 따위의 형상으로 드러내어 나타냄

8. 어떤 일에서 크게 기를 꺾음. 또는 그로 인한 손해, 손실

9. 어떤 일이나 사물을 직접 당하거나 접함

10. 앞으로 올 때. '앞날'로 순화

▶ **초성힌트를 활용하여 나머지 글자를 완성해보세요.**

프란치스코 교황이 12일 부활대축일 미사에서 신종 코로나바이러스 감염증(코로나19)으로 인한 세계적 [1] ㅍㅎ 에 대해 "지금은 무관심과 이기심, 분열과 망각의 때가 아니다. 세계가 [2] ㄱㅌ 받고 있고, 서로 단결해야 한다"며 "우리가 직면한 도전은 우리 모두에게 공통적이며 사람들을 [3] ㅊㅂ 하지 않기 때문"이라고 말했다. 프란치스코 교황은 이날 바티칸 성베드로 대성당에서 집전한 부활절 미사 특별 강론에서 "무관심, 이기심, 분열, 망각은 우리 안에서 두려움과 죽음이 이길 때 [4] ㄱㅅ 을 부린다. 이는 이 시기에 우리가 듣고 싶은 단어가 아니며, 이런 단어들을 [5] ㅊㅂ 하고 싶다"며 이처럼 말했다. 미사는 온라인으로 생중계됐다. 그는 "오늘은 인류를 모질게 [6] ㅅㅎ 하고 있는 감염병에 억눌린 밤이며, 어려움 중에 지내는 고독한 부활절"이라며 예수 부활의 메시지를 "희망의 감염"이라고 [7] ㅍㅎ 했다. "그리스도의 부활은 모든 문제를 사라지게 하는 마술의 주문이 아니라 악의 뿌리에 거두는 사랑의 승리이며, 악을 선으로 바꾸는 승리"라면서다. 프란치스코 교황은 특히 "코로나19로 [8] ㅌㄱ 을 입은 여러 지역 중 특별히 유럽을 생각한다"며 "오늘날 유럽연합은 시대의 도전에 [9] ㅈㅁ 했고, 여기에 유럽의 미래뿐 아니라 전 세계의 [10] ㅁㄹ 가 달려 있다"고 강조했다.

점수 : ___ / 10점

# 9-1 알쏭달쏭 글자 완성

▶ "채소"와 관련된 단어들 입니다. 정답을 써보세요.

| 1 | ㅆ ㄱ | | 6 | ㅎ ㅂ | |
|---|---|---|---|---|---|
| 2 | ㅁ ㄴ ㄹ | | 7 | ㅅ ㄹ ㄹ | |
| 3 | ㅇ ㅅ ㅍ ㄹ ㄱ ㅅ | | 8 | ㅇ ㅅ ㅊ | |
| 4 | ㄲ ㅇ | | 9 | ㅋ ㄴ ㅁ | |
| 5 | ㅇ ㅍ | | 10 | ㅌ ㅁ ㅌ | |

# 9-2 초성 단어 퀴즈

▶ 제시된 자음으로 시작하는 단어를 10개 이상 써보세요.

**ㄷ ㅅ**

다산,

_____

_____

**ㄷ ㅁ**

더미,

_____

_____

# 정답

프란치스코 교황이 12일 부활대축일 미사에서 신종 코로나바이러스 감염증(코로나19)으로 인한 세계적 피해에 대해 "지금은 무관심과 이기심, 분열과 망각의 때가 아니다. 세계가 고통 받고 있고, 서로 단결해야 한다"며 "우리가 직면한 도전은 우리 모두에게 공통적이며 사람들을 차별 하지 않기 때문"이라고 말했다. 프란치스코 교황은 이날 바티칸 성베드로 대성당에서 집전한 부활절 미사 특별 강론에서 "무관심, 이기심, 분열, 망각은 우리 안에서 두려움과 죽음이 이길 때 기승 을 부린다. 이는 이 시기에 우리가 듣고 싶은 단어가 아니며, 이런 단어들을 추방 하고 싶다"며 이처럼 말했다. 미사는 온라인으로 생중계됐다. 그는 "오늘은 인류를 모질게 시험 하고 있는 감염병에 억눌린 밤이며, 어려움 중에 지내는 고독한 부활절"이라며 예수 부활의 메시지를 "희망의 감염"이라고 표현 했다. "그리스도의 부활은 모든 문제를 사라지게 하는 마술의 주문이 아니라 악의 뿌리에 거두는 사랑의 승리이며, 악을 선으로 바꾸는 승리"라면서다. 프란치스코 교황은 특히 "코로나19로 타격 을 입은 여러 지역 중 특별히 유럽을 생각한다"며 "오늘날 유럽연합은 시대의 도전에 직면 했고, 여기에 유럽의 미래뿐 아니라 전 세계의 미래 가 달려 있다"고 강조했다.

# 9-1 알쏭달쏭 글자 완성 정답

| 1 | ㅆㄱ | 쑥갓 | 6 | ㅎㅂ | 호박, 허브 |
|---|---|---|---|---|---|
| 2 | ㅁㄴㄹ | 미나리 | 7 | ㅅㄹㄹ | 샐러리 |
| 3 | ㅇㅅㅍㄹㄱㅅ | 아스파라거스 | 8 | ㅇㅅㅊ | 양상추 |
| 4 | ㄲㅇ | 깻잎 | 9 | ㅋㄴㅁ | 콩나물 |
| 5 | ㅇㅍ | 양파 | 10 | ㅌㅁㅌ | 토마토 |

# 9-2 초성 단어 퀴즈 정답

(독자들의 훈련을 위하여 비교적 어휘빈도가 낮은 단어를 제시함. 이외의 다양한 단어 또한 답이 될 수 있음)

## ㄷㅅ

단수, 단순, 당신, 대사, 대신, 도시, 독사, 독서, 동사, 동산, 동생,

동서, 동시, 등산 등...

## ㄷㅁ

단면, 당면, 대면, 대못, 대문, 덕망, 덕목, 도마, 도면, 도모, 동면,

동무, 두목, 등목 등...

# 10일차

_____년 _____월 _____일

# 10 빈칸 채우기 퀴즈

▶ 지문을 읽고 빈칸에 들어갈 단어를 정자체로 쓰세요.

중국에서 베트남으로 탈출한 탈북민 10여 명이 지난달 23일 체포돼 28일 중국으로 추방됐다가 29일 베트남에 재진입을 ①□□ 하던 중 재차 베트남 공안에 체포된 것으로 전해졌다. 10대 어린이 1명과 20대 청년 2명, 20~50대 여성 7명으로 알려진 이들은 추방 직후 베트남·중국 국경에서 밤을 새운 뒤 29일 아침 베트남으로 다시 들어오려다 공안에 다시금 붙잡혔다. 베트남 공안은 이번에는 탈북민들을 단순히 추방하지 않고 중국 공안에 넘기려 했으나 탈북민 수명이 놀라 ②□□ 한 탓에 송환을 중단한 것으로 알려졌다. 이들이 재차 중국에 추방되면 강제 북송돼 잔인한 ③□□ 를 받을 게 불 보듯 뻔하다.

외교부 측은 "사건 초기부터 상황을 인지하고 외교적 노력을 기울여 왔다"고 ④□□ 한다. 그러나 탈북민들이 23일 베트남 공안에 체포된 직후부터 베트남 주재 우리 대사관에 도움을 ⑤□□ 했음에도 닷새 동안 아무 성과를 내지 못한 채 중국으로 추방되는 걸 막지 못했으니 비판받아 마땅하다. 특히 베트남 총리가 ⑥□□ 하는 한·아세안 정상회의가 부산에서 열리는 시점에 일어난 사건이라 협조를 끌어낼 ⑦□□ 가 상당했음에도 추방을 막지 못했으니 더욱 유감이다. 대한민국 헌법상 북한 ⑧□□ 은 북한 영토 내에 있어도 우리 국민이다. 따라서 탈북민이 북한을 ⑨□□ 한 순간부터 정부는 전력을 기울여 이들을 보호하고 원하는 곳에 갈 수 있도록 도울 ⑩□□ 이 막중하다.

출처: 중앙일보 사설칼럼_2019.12.02.
"또 강제 북송 위기 몰린 탈북자들…정부는 뭐 하나"의 내용을 재편집함

▶ **의미힌트를 보고 빈칸 안에 단어를 써보세요.**

1. 어떤 것을 이루어 보려고 계획하거나 행동함

2. 두려움, 놀람, 충격 따위로 한동안 정신을 잃음

3. 조처하여 대우함. 또는 그런 대우

4. 자기의 의견이나 주의를 굳게 내세움

5. 필요한 어떤 일이나 행동을 처함. 또는 그런 청

6. 모임이나 회의 따위의 자리에 참여함

7. 어떤 일을 하거나 어떤 일이 일어날 가능성이나 희망

8. 일정한 지역에 살고 있는 사람

9. 어떤 상황이나 구속 따위에서 빠져나옴

10. 맡아서 해야 할 임무나 의무

### ▶ 초성힌트를 활용하여 나머지 글자를 완성해보세요.

중국에서 베트남으로 탈출한 탈북민 10여 명이 지난달 23일 체포돼 28일 중국으로 추방됐다가 29일 베트남에 재진입을 [1] ㅅㄷ 하던 중 재차 베트남 공안에 체포된 것으로 전해졌다. 10대 어린이 1명과 20대 청년 2명, 20~50대 여성 7명으로 알려진 이들은 추방 직후 베트남·중국 국경에서 밤을 새운 뒤 29일 아침 베트남으로 다시 들어오려다 공안에 다시금 붙잡혔다. 베트남 공안은 이번에는 탈북민들을 단순히 추방하지 않고 중국 공안에 넘기려 했으나 탈북민 수명이 놀라 [2] ㄱㅈ 한 탓에 송환을 중단한 것으로 알려졌다. 이들이 재차 중국에 추방되면 강제 북송돼 잔인한 [3] ㅊㅇ 를 받을 게 불 보듯 뻔하다.
외교부 측은 "사건 초기부터 상황을 인지하고 외교적 노력을 기울여 왔다"고 [4] ㅈㅈ 한다. 그러나 탈북민들이 23일 베트남 공안에 체포된 직후부터 베트남 주재 우리 대사관에 도움을 [5] ㅇㅊ 했음에도 닷새 동안 아무 성과를 내지 못한 채 중국으로 추방되는 걸 막지 못했으니 비판받아 마땅하다. 특히 베트남 총리가 [6] ㅊㅅ 하는 한·아세안 정상회의가 부산에서 열리는 시점에 일어난 사건이라 협조를 끌어낼 [7] ㅇㅈ 가 상당했음에도 추방을 막지 못했으니 더욱 유감이다. 대한민국 헌법상 북한 [8] ㅈㅁ 은 북한 영토 내에 있어도 우리 국민이다. 따라서 탈북민이 북한을 [9] ㅌㅊ 한 순간부터 정부는 전력을 기울여 이들을 보호하고 원하는 곳에 갈 수 있도록 도울 [10] ㅊㅇ 이 막중하다.

점수 : ___ / 10점

# 10-1 알쏭달쏭 글자 완성

▶ "채소" 와 관련된 단어들 입니다. 정답을 써보세요.

| 1 | ㅋ ㄹ ㅂ |  | 6 | ㄱ ㅈ |  |
|---|---|---|---|---|---|
| 2 | ㅊ ㄱ 채 |  | 7 | ㄷ ㄹ ㅈ |  |
| 3 | ㄱ ㅅ ㄹ |  | 8 | ㅍ |  |
| 4 | ㅂ ㄹ 콜 ㄹ |  | 9 | ㅇ ㅎ ㅂ |  |
| 5 | ㄷ ㄱ |  | 10 | ㄷ ㄷ |  |

# 10-2 초성 단어 퀴즈

▶ 제시된 자음으로 시작하는 단어를 10개 이상 써보세요.

**ㄱ ㅈ**

가재,

**ㅅ ㄷ**

사돈,

# 정답

중국에서 베트남으로 탈출한 탈북민 10여 명이 지난달 23일 체포돼 28일 중국으로 추방됐다가 29일 베트남에 재진입을 **시도**하던 중 재차 베트남 공안에 체포된 것으로 전해졌다. 10대 어린이 1명과 20대 청년 2명, 20~50대 여성 7명으로 알려진 이들은 추방 직후 베트남·중국 국경에서 밤을 새운 뒤 29일 아침 베트남으로 다시 들어오려다 공안에 다시금 붙잡혔다. 베트남 공안은 이번에는 탈북민들을 단순히 추방하지 않고 중국 공안에 넘기려 했으나 탈북민 수명이 놀라 **기절**한 탓에 송환을 중단한 것으로 알려졌다. 이들이 재차 중국에 추방되면 강제 북송돼 잔인한 **처우**를 받을 게 불 보듯 뻔하다.

외교부 측은 "사건 초기부터 상황을 인지하고 외교적 노력을 기울여 왔다"고 **주장**한다. 그러나 탈북민들이 23일 베트남 공안에 체포된 직후부터 베트남 주재 우리 대사관에 도움을 **요청**했음에도 닷새 동안 아무 성과를 내지 못한 채 중국으로 추방되는 걸 막지 못했으니 비판받아 마땅하다. 특히 베트남 총리가 **참석**하는 한·아세안 정상회의가 부산에서 열리는 시점에 일어난 사건이라 협조를 끌어낼 **여지**가 상당했음에도 추방을 막지 못했으니 더욱 유감이다. 대한민국 헌법상 북한 **주민**은 북한 영토 내에 있어도 우리 국민이다. 따라서 탈북민이 북한을 **탈출**한 순간부터 정부는 전력을 기울여 이들을 보호하고 원하는 곳에 갈 수 있도록 도울 **책임**이 막중하다.

# 10-1 알쏭달쏭 글자 완성

| 1 | ㅋㄹㅂ | 콜라비 | 6 | ㄱㅈ | 가지 |
| 2 | ㅊㄱ채 | 청경채 | 7 | ㄷㄹㅈ | 도라지 |
| 3 | ㄱㅅㄹ | 고사리 | 8 | ㅍ | 파 |
| 4 | ㅂㄹ콜ㄹ | 브로콜리 | 9 | ㅇㅎㅂ | 애호박 |
| 5 | ㄷㄱ | 당근 | 10 | ㄷㄷ | 더덕 |

# 10-2 초성 단어 퀴즈

(독자들의 훈련을 위하여 비교적 어휘빈도가 낮은 단어를 제시함. 이외의 다양한 단어 또한 답이 될 수 있음)

## ㄱㅈ

가장, 가죽, 가지, 걱정, 경쟁, 경제, 경주, 계절, 고장, 구절, 구정,

극장, 기준, 긴장 등...

## ㅅㄷ

상담, 서당, 세대, 속담, 속도, 수다, 수단, 수당, 수도, 시대, 시댁,

시도, 식단, 식당 등...

# 11일차

_____ 년 _____ 월 _____ 일

# 11 빈칸 채우기 퀴즈

▶ 지문을 읽고 빈칸에 들어갈 단어를 정자체로 쓰세요.

유치원과 초·중·고교 [1]□□ 이 연기된 가운데 교육부가 25일 신종 코로나바이러스 감염증(코로나19) 확산 상황에 따라 '온라인 개학'도 [2]□□ 하고 있다고 밝혔다. 이를 위해 온라인 원격수업을 수업일수로 인정하는 방안도 [3]□□ 중이다.

교육부가 원격수업을 수업일수로 [4]□□ 하려는 것은 개학 이후에도 감염자 발생으로 폐쇄되는 학교가 나올 수 있어서다. 개학 [5]□□ 조치 이후 교육부와 시·도교육청은 교사들에게 온라인 학급방을 개설하도록 하고 'e학습터'와 'EBS 온라인 클래스' 등 온라인 수업의 자율적 활용을 [6]□□ 해 왔다. 앞으로는 정규 수업에 준하는 '관리형 온라인 학습'으로 바꾼다는 게 교육부 계획이다.

이를 위해 교육부는 이번 주부터 온라인 수업 시범운영 학교를 정해 [7]□□ 할 수 있는 문제점을 살피는 한편 온라인 수업 가이드라인 마련에 나선다. 콘텐츠를 확충하고 안정적인 온라인 서비스 [8]□□ 을 위한 기반시설도 증설한다. 학교별 대표 교사와 교육부, 교육청 등이 참여하는 '1만 커뮤니티'를 만들어 원격수업 [9]□□ 을 공유하도록 할 방침이다. 컴퓨터나 스마트 기기 등 원격수업 여건을 갖추지 못한 [10]□□ 계층을 위해서는 교육비와 기기 대여 등을 지원한다.

출처: 중앙일보_2020.03.26_남윤서, 전민희, 권유진 기자
"4월초도 불안, 초유의 온라인 개학 검토"의 내용을 재편집함

▶ **의미힌트를 보고 빈칸 안에 단어를 써보세요.**

1. 학교에서 방학, 휴교 따위로 한동안 쉬었다가 다시 수업을 시작함

2. 앞일을 헤아려 염려함

3. 어떤 사실이나 내용을 분석하여 따짐

4. 확실히 그렇다고 여김

5. 정해진 기한을 뒤로 물려서 늘림

6. 권하여 장려함

7. 어떤 일이나 사물이 생겨남

8. 조직이나 기구, 사업체 따위를 운용하고 경영함

9. 어떤 일을 해 나가거나 목적을 이루기 위하여 취하는 수단이나 방식

10. 개인과 그 개인이 귀속된 사회와의 관계가 일치를 이루지 못하거나 거리가 있는 상태

▶ **초성힌트를 활용하여 나머지 글자를 완성해보세요.**

유치원과 초·중·고교 ¹ㄱㅎ 이 연기된 가운데 교육부가 25일 신종 코로나바이러스 감염증(코로나19) 확산 상황에 따라 '온라인 개학'도 ²ㄱㄹ 하고 있다고 밝혔다. 이를 위해 온라인 원격수업을 수업일수로 인정하는 방안도 ³ㄱㅌ 중이다. 교육부가 원격수업을 수업일수로 ⁴ㅇㅈ 하려는 것은 개학 이후에도 감염자 발생으로 폐쇄되는 학교가 나올 수 있어서다. 개학 ⁵ㅇㄱ 조치 이후 교육부와 시·도교육청은 교사들에게 온라인 학급방을 개설하도록 하고 'e학습터'와 'EBS 온라인 클래스' 등 온라인 수업의 자율적 활용을 ⁶ㄱㅈ 해 왔다. 앞으로는 정규 수업에 준하는 '관리형 온라인 학습'으로 바꾼다는 게 교육부 계획이다.

이를 위해 교육부는 이번 주부터 온라인 수업 시범운영 학교를 정해 ⁷ㅂㅅ 할 수 있는 문제점을 살피는 한편 온라인 수업 가이드라인 마련에 나선다. 콘텐트를 확충하고 안정적인 온라인 서비스 ⁸ㅇㅇ 을 위한 기반시설도 증설한다. 학교별 대표 교사와 교육부, 교육청 등이 참여하는 '1만 커뮤니티'를 만들어 원격수업 ⁹ㅂㅂ 을 공유하도록 할 방침이다. 컴퓨터나 스마트기기 등 원격수업 여건을 갖추지 못한 ¹⁰ㅅㅇ 계층을 위해서는 교육비와 기기 대여 등을 지원한다.

점수 : ___ / 10점

# 11-1 알쏭달쏭 글자 완성

▶ "꽃" 과 관련된 단어들 입니다. 정답을 써보세요.

| 1 | ㅇ ㅊ ㄲ | | 6 | ㄷ ㅂ 꽃 | |
| 2 | ㅎ ㅂ ㄹ ㄱ | | 7 | ㅍ 랭 ㅇ ㄲ | |
| 3 | ㅂ 합 | | 8 | ㅇ ㄱ ㅂ | |
| 4 | ㅋ ㄴ 이 ㅅ | | 9 | ㅇ 개 ㄲ | |
| 5 | ㄴ ㅍ 꽃 | | 10 | ㅁ 궁 ㅎ | |

# 11-2 초성 단어 퀴즈

▶ 제시된 자음으로 시작하는 단어를 10개 이상 써보세요

**ㅌ ㅅ**

탁상,

_____

_____

**ㄱ ㅇ**

가업,

_____

_____

# 정답

유치원과 초·중·고교 개학이 연기된 가운데 교육부가 25일 신종 코로나바이러스 감염증(코로나19) 확산 상황에 따라 '온라인 개학'도 고려하고 있다고 밝혔다. 이를 위해 온라인 원격수업을 수업일수로 인정하는 방안도 검토 중이다. 교육부가 원격수업을 수업일수로 인정하려는 것은 개학 이후에도 감염자 발생으로 폐쇄되는 학교가 나올 수 있어서다. 개학 연기 조치 이후 교육부와 시·도교육청은 교사들에게 온라인 학급방을 개설하도록 하고 'e학습터'와 'EBS 온라인 클래스' 등 온라인 수업의 자율적 활용을 권장해 왔다. 앞으로는 정규 수업에 준하는 '관리형 온라인 학습'으로 바꾼다는 게 교육부 계획이다.

이를 위해 교육부는 이번 주부터 온라인 수업 시범운영 학교를 정해 발생할 수 있는 문제점을 살피는 한편 온라인 수업 가이드라인 마련에 나선다. 콘텐트를 확충하고 안정적인 온라인 서비스 운영을 위한 기반시설도 증설한다. 학교별 대표 교사와 교육부, 교육청 등이 참여하는 '1만 커뮤니티'를 만들어 원격수업 방법을 공유하도록 할 방침이다. 컴퓨터나 스마트 기기 등 원격수업 여건을 갖추지 못한 소외 계층을 위해서는 교육비와 기기 대여 등을 지원한다.

# 11-1 알쏭달쏭 글자 완성

| 1 | ㅇㅊㄲ | 유채꽃 | 6 | ㄷㅂ꽃 | 동백꽃 |
|---|---|---|---|---|---|
| 2 | ㅎㅂㄹㄱ | 해바라기 | 7 | ㅍ랭ㅇㄲ | 패랭이꽃 |
| 3 | ㅂ합 | 백합 | 8 | ㅇㄱ비 | 양귀비 |
| 4 | ㅋㄴㅇㅅ | 카네이션 | 9 | ㅇ개ㄲ | 안개꽃 |
| 5 | ㄴㅍ꽃 | 나팔꽃 | 10 | ㅁ궁ㅎ | 무궁화 |

# 11-2 초성 단어 퀴즈

(독자들의 훈련을 위하여 비교적 어휘빈도가 낮은 단어를 제시함. 이외의 다양한 단어 또한 답이 될 수 있음)

## ㅌㅅ

탄생, 탄소, 탈선, 탈수, 태산, 태생, 토성, 토시, 통신, 퇴사, 투수,

특성, 특수, 틈새 등...

## ㄱㅇ

가요, 개인, 걸음, 경영, 계약, 고요, 공원, 교육, 군인, 권위, 기억,

기온, 기운, 길이 등...

# 12일차

_____년 ____월 ____일

# 12 빈칸 채우기 퀴즈

▶ 지문을 읽고 빈칸에 들어갈 단어를 정자체로 쓰세요.

바른미래당 손 대표가 지난 10일 열린 청와대 초청 여야 5당 대표 회동에서 문재인 대통령에게 모처럼 쓴소리를 했다. "손님들이 막걸리 한 통 3000원도 부담스러워 막걸리집 대신 인근 편의점으로 발길을 돌린다"는 단골 막걸리집 주인 얘기로 얼어붙은 체감 ①_____를 전한 것이다. 손 대표가 언급한 북한산 인근 막걸리집뿐 아니라 직장인이 밀집한 서울 도심의 오래된 식당조차 저녁엔 ②_____ 구경하기 어려워진 지 오래다. 주52시간제 도입으로 직장인 단체 ③_____이 크게 줄어든 탓도 있지만 "주머니가 비어 있다"는 표현대로 바닥 경기가 식은 게 더 큰 요인이다.

실제로 문재인 정부의 어설픈 정책 실험 탓에 자영업자는 직격탄을 맞았다. 급속한 주 52시간제 도입과 급격한 최저 ④_____ 인상 와중에 수요 부진으로 매출은 오히려 꺾이면서 ⑤_____으로 연명하는 자영업자가 적지 않다. 손님이 없어 아예 ⑥_____를 접는 자영업자도 늘다 보니 공실률 역시 심상치 않다.

고통을 겪는 건 비단 자영업자뿐이 아니다. 수출이 고꾸라지는 등 실적 부진으로 기업 활력이 눈에 띄게 줄어든 ⑦_____로 경제 허리인 30~40대 고용률이 24개월 연속 줄었다. 주 36시간 이상 일하는 풀타임 일자리도 118만 개가 사라지는 등 이 정부 들어 일자리 ⑧_____가 이어지고 있다. 현실에선 이렇게 경기 부진으로 공실이 넘쳐나고 일자리가 없어 다들 못살겠다 ⑨_____인데 이제 막 반환점을 돈 청와대의 현실 인식은 이런 바닥 ⑩_____과 달리 한가하기 그지없다.

출처: 중앙일보 사설칼럼_2019.11.12.
"'막걸리 3000원도 부담'…바닥 경기 청와대만 모른다"의 내용을 재편집함

▶ **의미힌트를 보고 빈칸 안에 단어를 써보세요.**

1. 매매나 거래에 나타나는 호황·불황 따위의 경제 활동 상태

2. 결혼식이나 장례식 따위에 참석하러 온 사람

3. 여러 사람이 모여 함께 음식을 먹음. 또는 그런 모임

4. 근로자가 노동의 대가로 사용자에게 받는 보수. 급료, 봉급, 수당, 상여금 따위가 있으며 현물 급여도 포함된다

5. 남에게 갚아야 할 돈. 꾸어 쓴 돈이나 외상값 따위를 이른다

6. 이익을 얻으려고 물건을 사서 팖. 또는 그런 일

7. 어떤 일이 끝난 뒤에 남아 미치는 영향. '남은 영향'으로 순화

8. 비참하게 죽음

9. 떠들썩하게 기세를 올려 지르는 소리

10. 백성의 마음

### ▶ 초성힌트를 활용하여 나머지 글자를 완성해보세요.

바른미래당 손 대표가 지난 10일 열린 청와대 초청 여야 5당 대표 회동에서 문재인 대통령에게 모처럼 쓴소리를 했다. "손님들이 막걸리 한 통 3000원도 부담스러워 막걸리집 대신 인근 편의점으로 발길을 돌린다"는 단골 막걸리집 주인 얘기로 얼어붙은 체감 ¹[ㄱ][ㄱ]를 전한 것이다. 손 대표가 언급한 북한산 인근 막걸리집뿐 아니라 직장인이 밀집한 서울 도심의 오래된 식당조차 저녁엔 ²[ㅅ][ㄴ] 구경하기 어려워진 지 오래다. 주52시간제 도입으로 직장인 단체 ³[ㅎ][ㅅ]이 크게 줄어든 탓도 있지만 "주머니가 비어 있다"는 표현대로 바닥 경기가 식은 게 더 큰 요인이다.

실제로 문재인 정부의 어설픈 정책 실험 탓에 자영업자는 직격탄을 맞았다. 급속한 주 52시간제 도입과 급격한 최저 ⁴[ㅇ][ㄱ] 인상 와중에 수요 부진으로 매출은 오히려 꺾이면서 ⁵[ㅂ]으로 연명하는 자영업자가 적지 않다. 손님이 없어 아예 ⁶[ㅈ][ㅅ]를 접는 자영업자도 늘다 보니 공실률 역시 심상치 않다.

고통을 겪는 건 비단 자영업자뿐이 아니다. 수출이 고꾸라지는 등 실적 부진으로 기업 활력이 눈에 띄게 줄어든 ⁷[ㅇ][ㅍ]로 경제 허리인 30~40대 고용률이 24개월 연속 줄었다. 주 36시간 이상 일하는 풀타임 일자리도 118만 개가 사라지는 등 이 정부 들어 일자리 ⁸[ㅊ][ㅅ]가 이어지고 있다. 현실에선 이렇게 경기 부진으로 공실이 넘쳐나고 일자리가 없어 다들 못살겠다 ⁹[ㅇ][ㅇ][ㅅ]인데 이제 막 반환점을 돈 청와대의 현실 인식은 이런 바닥 ¹⁰[ㅁ][ㅅ]과 달리 한가하기 그지없다.

점수 : ___ / 10점

# 12-1 알쏭달쏭 글자 완성

▶ "꽃" 과 관련된 단어들 입니다. 정답을 써보세요.

| 1 | ㅁ ㄱ ㅎ | | 6 | ㅂ 일 ㅎ | |
| 2 | ㅅ 련 | | 7 | ㅌ 립 | |
| 3 | ㄹ ㅇ ㄹ | | 8 | ㄱ 잔 화 | |
| 4 | ㅅ ㅅ 화 | | 9 | ㅊ ㅉ | |
| 5 | ㅈ ㅂ 꽃 | | 10 | ㅁ ㄷ ㄹ | |

# 12-2 초성 단어 퀴즈

▶ 제시된 자음으로 시작하는 단어를 10개 이상 써보세요

### ㅈㄷ

자두,

___

### ㄷㅎ

단합,

___

# 정답

바른미래당 손 대표가 지난 10일 열린 청와대 초청 여야 5당 대표 회동에서 문재인 대통령에게 모처럼 쓴소리를 했다. "손님들이 막걸리 한 통 3000원도 부담스러워 막걸리집 대신 인근 편의점으로 발길을 돌린다"는 단골 막걸리집 주인 얘기로 얼어붙은 체감 경기를 전한 것이다. 손 대표가 언급한 북한산 인근 막걸리집뿐 아니라 직장인이 밀집한 서울 도심의 오래된 식당조차 저녁엔 손님 구경하기 어려워진 지 오래다. 주52시간제 도입으로 직장인 단체 회식이 크게 줄어든 탓도 있지만 "주머니가 비어 있다"는 표현대로 바닥 경기가 식은 게 더 큰 요인이다.

실제로 문재인 정부의 어설픈 정책 실험 탓에 자영업자는 직격탄을 맞았다. 급속한 주 52시간제 도입과 급격한 최저 임금 인상 와중에 수요 부진으로 매출은 오히려 꺾이면서 빚으로 연명하는 자영업자가 적지 않다. 손님이 없어 아예 장사를 접는 자영업자도 늘다 보니 공실률 역시 심상치 않다.

고통을 겪는 건 비단 자영업자뿐이 아니다. 수출이 고꾸라지는 등 실적 부진으로 기업 활력이 눈에 띄게 줄어든 여파로 경제 허리인 30~40대 고용률이 24개월 연속 줄었다. 주 36시간 이상 일하는 풀타임 일자리도 118만 개가 사라지는 등 이 정부 들어 일자리 참사가 이어지고 있다. 현실에선 이렇게 경기 부진으로 공실이 넘쳐나고 일자리가 없어 다들 못살겠다 아우성인데 이제 막 반환점을 돈 청와대의 현실 인식은 이런 바닥 민심과 달리 한가하기 그지없다.

# 12-1 알쏭달쏭 글자 완성

| 1 | ㅁ 궁 ㅎ | 무궁화 | 6 | ㅂ 일 ㅎ | 백일홍 |
|---|---|---|---|---|---|
| 2 | ㅅ 련 | 수련 | 7 | ㅌ 립 | 튤립 |
| 3 | ㄹ ㅇ ㄹ | 라일락 | 8 | ㄱ 잔 화 | 금잔화 |
| 4 | ㅅ ㅅ 화 | 수선화 | 9 | ㅊ ㅉ | 철쭉 |
| 5 | ㅈ ㅂ 꽃 | 제비꽃 | 10 | ㅁ ㄷ ㄹ | 민들레 |

# 12-2 초성 단어 퀴즈

(독자들의 훈련을 위하여 비교적 어휘빈도가 낮은 단어를 제시함. 이외의 다양한 단어 또한 답이 될 수 있음)

## ㅈㄷ

자동, 잔디, 장단, 장대, 전달, 정담, 정답, 정당, 중단, 중독, 지도,

진단, 진도, 진동 등...

## ㄷㅎ

다행, 단행, 단화, 담화, 대하, 대한, 대형, 대회, 도하, 도형, 독학,

동행, 동향, 동화 등...

# 13일차

_____ 년 _____ 월 _____ 일

# 13 빈칸 채우기 퀴즈

▶ 지문을 읽고 빈칸에 들어갈 단어를 정자체로 쓰세요.

21대 총선도 '깜깜이 선거'로 치러질 가능성이 크다. 여야 각 당은 선거 때마다 정책 ¹□□ 대결을 펼치겠다고 공언해 왔다. 하지만 이번에도 말뿐이었다. 코로나19 사태가 장기화하면서 모든 ²□□이 쏠린 탓도 있다. 게다가 여야는 새로 마련된 연동형 비례대표제라는 선거제에 유리한 ³□□을 만들기 위해 선거 불과 한 달여를 앞두고 신당을 ⁴□□하는 등 이합집산 행태를 보였다. 정치권은 역대 어느 선거보다 공약과 정책 논의가 실종된 채로 치러지는 선거라는 ⁵□□을 면하기 어렵게 됐다.

중앙선거관리위원회의 최근 조사에 따르면 유권자들이 후보자를 ⁶□□하는 데 고려하는 사항으로 '인물·능력'이 29.8%로 가장 높았다. 비례대표 선거에서도 정당 결정 시 고려하는 사항으로는 '정당의 정견·정책' 26.7%를 최우선 ⁷□□으로 꼽았다. 유권자들의 ⁸□□과 달리 정치권은 제때 공약을 내놓지 못했다. 총선을 불과 20여 일 남긴 지난달 23일 한국매니페스토실천본부는 "선거가 얼마 남지 않았는데 정책공약집도 나오지 않았다"며 "유권자를 얼마나 우습게 보는지를 보여준다"고 비판했다. 뒤늦게 내놓은 공약도 재탕, 삼탕이라는 비판을 받고 있다. 공약의 ⁹□□ 가능성도 자주 도마 위에 오른다. 한국매니페스토실천본부는 20대 국회 지역구 의원 244명이 내놓은 7617개 공약에 대해 이행평가 ¹⁰□□를 최근 내놓았다. 공약 이행률은 46.80%였다. 공약 절반 이상은 지켜지지 않았다는 얘기다.

출처: 중앙SUNDAY_2020.04.06_고성표 기자
"공약이 뭐더라"의 내용을 재편집함

▶ **의미힌트를 보고 빈칸 안에 단어를 써보세요.**

1. 정부, 정당, 입후보자 등이 어떤 일에 대하여 국민에게 실행할 것을 약속함. 또는 그런 약속

2. 어떤 것에 마음이 끌려 주의를 기울임. 또는 그런 마음이나 주의

3. 일이 되어 가는 과정이나 형편

4. 정당이 새로 만들어짐. 또는 정당을 새로 만듦

5. 현상이나 사물의 옳고 그름을 판단하여 밝히거나 잘못된 점을 지적함

6. 여럿 가운데 필요한 것을 골라 뽑음

7. 기본이 되는 표준

8. 어떤 일을 하고 싶어 하거나 관심을 가짐. 또는 그런 일

9. 꿈, 기대 따위를 실제로 이룸

10. 열매를 맺음. 또는 그 열매

▶ **초성힌트를 활용하여 나머지 글자를 완성해보세요.**

21대 총선도 '깜깜이 선거'로 치러질 가능성이 크다. 여야 각 당은 선거 때마다 정책 ¹ㄱㅇ 대결을 펼치겠다고 공언해 왔다. 하지만 이번에도 말뿐이었다. 코로나19 사태가 장기화하면서 모든 ²ㄱㅅ 이 쏠린 탓도 있다. 게다가 여야는 새로 마련된 연동형 비례대표제라는 선거제에 유리한 ³ㅅㅎ 을 만들기 위해 선거 불과 한 달여를 앞두고 신당을 ⁴ㅊㄷ 하는 등 이합집산 행태를 보였다. 정치권은 역대 어느 선거보다 공약과 정책 논의가 실종된 채로 치러지는 선거라는 ⁵ㅂㅍ 을 면하기 어렵게 됐다.

중앙선거관리위원회의 최근 조사에 따르면 유권자들이 후보자를 ⁶ㅅㅌ 하는 데 고려하는 사항으로 '인물·능력'이 29.8%로 가장 높았다. 비례대표 선거에서도 정당 결정 시 고려하는 사항으로는 '정당의 정견·정책' 26.7%를 최우선 ⁷ㄱㅈ 으로 꼽았다. 유권자들의 ⁸ㅅㄱ 과 달리 정치권은 제때 공약을 내놓지 못했다. 총선을 불과 20여 일 남긴 지난달 23일 한국매니페스토실천본부는 "선거가 얼마 남지 않았는데 정책공약집도 나오지 않았다"며 "유권자를 얼마나 우습게 보는지를 보여준다"고 비판했다. 뒤늦게 내놓은 공약도 재탕, 삼탕이라는 비판을 받고 있다. 공약의 ⁹ㅅㅎ 가능성도 자주 도마 위에 오른다. 한국매니페스토실천본부는 20대 국회 지역구 의원 244명이 내놓은 7617개 공약에 대해 이행평가 ¹⁰ㄱㄱ 를 최근 내놓았다. 공약 이행률은 46.80%였다. 공약 절반 이상은 지켜지지 않았다는 얘기다.

점수 : ___ / 10점

# 13-1 알쏭달쏭 글자 완성

▶ "간식거리" 와 관련된 단어들 입니다. 정답을 써보세요.

| 1 | ㅎ ㄸ | | 6 | ㄷ ㄱ 나 | |
| --- | --- | --- | --- | --- | --- |
| 2 | ㅂ ㅇ ㅃ | | 7 | ㅃ ㅌ ㄱ | |
| 3 | ㄱ ㄱ 구 ㅁ | | 8 | ㅅ ㅅ ㅌ | |
| 4 | ㅈ ㅍ | | 9 | ㅊ ㅋ ㄹ | |
| 5 | ㅎ ㄷ ㄱ ㅈ | | 10 | ㄸ | |

# 13-2 초성 단어 퀴즈

▶ 제시된 자음으로 시작하는 단어를 10개 이상 써보세요

**ㅅ ㄱ**

사건,

_____

_____

**ㅈ ㅁ**

자만,

_____

_____

# 정답

21대 총선도 '깜깜이 선거'로 치러질 가능성이 크다. 여야 각 당은 선거 때마다 정책 공약 대결을 펼치겠다고 공언해 왔다. 하지만 이번에도 말뿐이었다. 코로나19 사태가 장기화하면서 모든 관심이 쏠린 탓도 있다. 게다가 여야는 새로 마련된 연동형 비례대표제라는 선거제에 유리한 상황을 만들기 위해 선거 불과 한 달여를 앞두고 신당을 창당하는 등 이합집산 행태를 보였다. 정치권은 역대 어느 선거보다 공약과 정책 논의가 실종된 채로 치러지는 선거라는 비판을 면하기 어렵게 됐다.

중앙선거관리위원회의 최근 조사에 따르면 유권자들이 후보자를 선택하는 데 고려하는 사항으로 '인물·능력'이 29.8%로 가장 높았다. 비례대표 선거에서도 정당 결정 시 고려하는 사항으로는 '정당의 정견·정책' 26.7%를 최우선 기준으로 꼽았다. 유권자들의 생각과 달리 정치권은 제때 공약을 내놓지 못했다. 총선을 불과 20여 일 남긴 지난달 23일 한국매니페스토실천본부는 "선거가 얼마 남지 않았는데 정책공약집도 나오지 않았다"며 "유권자를 얼마나 우습게 보는지를 보여준다"고 비판했다. 뒤늦게 내놓은 공약도 재탕, 삼탕이라는 비판을 받고 있다. 공약의 실현 가능성도 자주 도마 위에 오른다. 한국매니페스토 실천본부는 20대 국회 지역구 의원 244명이 내놓은 7617개 공약에 대해 이행평가 결과를 최근 내놓았다. 공약 이행률은 46.80%였다. 공약 절반 이상은 지켜지지 않았다는 얘기다.

# 13-1 알쏭달쏭 글자 완성

| 1 | ㅎ ㄸ | 호떡 | 6 | ㄷ ㄱ 나 | 달고나 |
|---|---|---|---|---|---|
| 2 | ㅂ ㅇ ㅃ | 붕어빵 | 7 | ㅃ ㅌ ㄱ | 뻥튀기 |
| 3 | ㄱ ㄱ ㄱ ㅁ | 군고구마 | 8 | ㅅ ㅅ ㅌ | 솜사탕 |
| 4 | ㅈ ㅍ | 쥐포, 절편 | 9 | ㅊ ㅋ ㄹ | 초콜릿 |
| 5 | ㅎ ㄷ ㄱ ㅈ | 호두과자 | 10 | ㄸ | 떡 |

# 13-2 초성 단어 퀴즈

(독자들의 훈련을 위하여 비교적 어휘빈도가 낮은 단어를 제시함. 이외의 다양한 단어 또한 답이 될 수 있음)

## ㅅㄱ

사고, 생각, 성격, 성공, 세계, 세금, 소개, 소금, 송곳, 순간, 습관,

시골, 식구, 신고 등...

## ㅈㅁ

자매, 장마, 장면, 장모, 재미, 전망, 절망, 정문, 제목, 조문, 주말,

주문, 증명, 질문 등...

# 14일차

_____년 _____월 _____일

## 14 빈칸 채우기 퀴즈

▶ 지문을 읽고 빈칸에 들어갈 단어를 정자체로 쓰세요.

그제 새벽에 붕괴¹☐☐가 난 광주광역시 서구의 C주점은 알려진 것과 달리 '클럽'이 아니다. 일반음식점으로 ²☐☐ 받고 술을 파는 곳이다. 음악 소리가 요란하고 손님들이 춤추기 때문에 외견상으로는 클럽과 다를 게 없다. 통상 '라운지 바' 또는 '감성주점'으로 불리는 이런 업소가 지난 수년간 전국 곳곳에 우후죽순처럼 생겼다.

유흥주점으로 허가를 받아야 하는 정식 클럽과 달리 이 유사(類似) 클럽들은 ³☐☐를 만들 수 없다. 손님들이 자기 자리에서 일어나 춤추는 것은 ⁴☐☐하지만 클럽처럼 별도의 무대를 설치하는 것은 법으로 금한다. 그렇다고 업소 측이 무대를 만들지 않는 것은 아니다. 두 명이 숨지고 10여 명이 다친 C주점 사고는 내부에 복층 구조로 ⁵☐☐된 사실상의 무대가 무너져 일어났다. 난간 형태로 만들어진 좁은 공간에 40여 명이 올라가 발을 구르며 춤추다 동시에 추락했다.

상당수 유사 클럽들은 손님 수 제한, 무대 설치 금지 등의 ⁶☐☐ 기준을 지키지 않는다. 감독이 ⁷☐☐하기 때문이다. C주점 관할 구청도 조례에 이러한 조건들을 명시해 놓고 1년에 두 차례 ⁸☐☐한다는 규정까지 뒀다. 하지만 점검은 없었다.

술 마시고 춤추는 업소는 대개 출입구가 좁고, 많은 사람이 몰리고, 음악 소리가 크고, 어둡다. ⁹☐☐ 문제에 각별히 신경 써야 하는 이유다. 전국의 자치단체들은 유사 클럽들의 안전 기준 준수 여부를 ¹⁰☐☐해야 한다. 규제 완화가 위험 방치의 무책임 행정으로 이어져서는 안 된다.

출처: 중앙일보 사설칼럼_2019.07.29.
"광주 '라운지 바' 붕괴, 무책임 행정이 빚었다"의 내용을 재편집함

▶ **의미힌트를 보고 빈칸 안에 단어를 써보세요.**

1. 뜻밖에 일어난 불행한 일

2. 법률 법령에 의하여 일반적으로 금지되어 있는 행위를 행정 기관이 특정한 경우에 해제하고 적법하게 이를 행할 수 있게 하는 일

3. 노래, 춤, 연극 따위를 하기 위하여 객석 정면에 만들어 놓은 단

4. 허락하여 너그럽게 받아들임

5. 어떤 일을 하는 데 필요한 기계나 설비, 건물 따위를 마련하여 갖춤

6. 영리를 목적으로 하는 사업. 또는 그런 행위

7. '낡고 헐어서 보잘것없다.'의 어근

8. 낱낱이 검사함. 또는 그런 검사

9. 위험이 생기거나 사고가 날 염려가 없음. 또는 그런 상태

10. 틀림없이 그러한가를 알아보거나 인정함. 또는 그런 인정

▶ **초성힌트를 활용하여 나머지 글자를 완성해보세요.**

그제 새벽에 붕괴 ¹[ㅅㄱ]가 난 광주광역시 서구의 C주점은 알려진 것과 달리 '클럽'이 아니다. 일반음식점으로 ²[ㅎㄱ] 받고 술을 파는 곳이다. 음악 소리가 요란하고 손님들이 춤추기 때문에 외견상으로는 클럽과 다를 게 없다. 통상 '라운지 바' 또는 '감성주점'으로 불리는 이런 업소가 지난 수년간 전국 곳곳에 우후죽순처럼 생겼다.

유흥주점으로 허가를 받아야 하는 정식 클럽과 달리 이 유사(類似) 클럽들은 ³[ㅁㄷ]를 만들 수 없다. 손님들이 자기 자리에서 일어나 춤추는 것은 ⁴[ㅎㅇ]하지만 클럽처럼 별도의 무대를 설치하는 것은 법으로 금한다. 그렇다고 업소 측이 무대를 만들지 않는 것은 아니다. 두 명이 숨지고 10여 명이 다친 C주점 사고는 내부에 복층 구조로 ⁵[ㅅㅊ]된 사실상의 무대가 무너져 일어났다. 난간 형태로 만들어진 좁은 공간에 40여 명이 올라가 발을 구르며 춤추다 동시에 추락했다.

상당수 유사 클럽들은 손님 수 제한, 무대 설치 금지 등의 ⁶[ㅇㅇ] 기준을 지키지 않는다. 감독이 ⁷[ㅎㅅ]하기 때문이다. C주점 관할 구청도 조례에 이러한 조건들을 명시해 놓고 1년에 두 차례 ⁸[ㅈㄱ]한다는 규정까지 뒀다. 하지만 점검은 없었다.

술 마시고 춤추는 업소는 대개 출입구가 좁고, 많은 사람이 몰리고, 음악 소리가 크고, 어둡다. ⁹[ㅇㅈ] 문제에 각별히 신경 써야 하는 이유다. 전국의 자치단체들은 유사 클럽들의 안전 기준 준수 여부를 ¹⁰[ㅎㅇ]해야 한다. 규제 완화가 위험 방치의 무책임 행정으로 이어져서는 안 된다.

점수 : ___ / 10점

# 14-1 알쏭달쏭 글자 완성

▶ "간식거리"와 관련된 단어들 입니다. 정답을 써보세요.

| 1 | ㅇㅇㅅㅋㄹ | | 6 | ㅋㄹ켓 | |
| 2 | ㅅㄷ위ㅊ | | 7 | ㄲㅂㄱ | |
| 3 | ㄴㄹ지 | | 8 | ㅎ빵 | |
| 4 | ㅌㅂ | | 9 | ㅁ작ㄱ | |
| 5 | ㅂ데ㄱ | | 10 | ㄱ정 | |

# 14-2 초성 단어 퀴즈

▶ 제시된 자음으로 시작하는 단어를 10개 이상 써보세요

### ㅌㄱ

탄광,

_____

_____

### ㅅㅅ

사상,

_____

_____

# 정답

그제 새벽에 붕괴 ¹사고 가 난 광주광역시 서구의 C주점은 알려진 것과 달리 '클럽'이 아니다. 일반음식점으로 ²허가 받고 술을 파는 곳이다. 음악 소리가 요란하고 손님들이 춤추기 때문에 외견상으로는 클럽과 다를 게 없다. 통상 '라운지 바' 또는 '감성주점'으로 불리는 이런 업소가 지난 수년간 전국 곳곳에 우후죽순처럼 생겼다.

유흥주점으로 허가를 받아야 하는 정식 클럽과 달리 이 유사(類似) 클럽들은 ³무대 를 만들 수 없다. 손님들이 자기 자리에서 일어나 춤추는 것은 ⁴허용 하지만 클럽처럼 별도의 무대를 설치하는 것은 법으로 금한다. 그렇다고 업소 측이 무대를 만들지 않는 것은 아니다. 두 명이 숨지고 10여 명이 다친 C주점 사고는 내부에 복층 구조로 ⁵설치 된 사실상의 무대가 무너져 일어났다. 난간 형태로 만들어진 좁은 공간에 40여 명이 올라가 발을 구르며 춤추다 동시에 추락했다.

상당수 유사 클럽들은 손님 수 제한, 무대 설치 금지 등의 ⁶영업 기준을 지키지 않는다. 감독이 ⁷허술 하기 때문이다. C주점 관할 구청도 조례에 이러한 조건들을 명시해 놓고 1년에 두 차례 ⁸점검 한다는 규정까지 뒀다. 하지만 점검은 없었다.

술 마시고 춤추는 업소는 대개 출입구가 좁고, 많은 사람이 몰리고, 음악 소리가 크고, 어둡다. ⁹안전 문제에 각별히 신경 써야 하는 이유다. 전국의 자치단체들은 유사 클럽들의 안전 기준 준수 여부를 ¹⁰확인 해야 한다. 규제 완화가 위험 방치의 무책임 행정으로 이어져서는 안 된다.

# 14-1 알쏭달쏭 글자 완성

| 1 | ㅇㅇㅅㅋㄹ | 아이스크림 | 6 | ㅋㄹ켓 | 크로켓 |
| 2 | ㅅㄷ위ㅊ | 샌드위치 | 7 | ㄲㅂㄱ | 꽈배기 |
| 3 | ㄴㄹ지 | 누룽지 | 8 | ㅎ빵 | 호빵 |
| 4 | ㅌㅂ | 튀밥 | 9 | ㅁ작ㄱ | 매작과 |
| 5 | ㅂ데ㄱ | 번데기 | 10 | ㄱ정 | 강정 |

# 14-2 초성 단어 퀴즈

(독자들의 훈련을 위하여 비교적 어휘빈도가 낮은 단어를 제시함. 이외의 다양한 단어 또한 답이 될 수 있음)

## ㅌㄱ

타격, 타국, 탁구, 탱고, 통계, 통곡, 통과, 퇴거, 퇴근, 투견, 투구,

투기, 튀김, 특급 등...

## ㅅㅅ

사실, 산소, 석쇠, 선수, 소생, 소설, 소식, 수상, 수색, 수술, 순서,

시사, 시상, 실수 등...

# 15일차

_____년 _____월 _____일

# 15 빈칸 채우기 퀴즈

▶ 지문을 읽고 빈칸에 들어갈 단어를 정자체로 쓰세요.

남편과 ①◻◻ 후 혼자 사는 김씨는 최근 코로나19 때문에 일상생활이 힘들 만큼 우울②◻◻이 심해졌다. 김씨는 "경로당이 문을 닫으니 온종일 집에서 TV만 봤다"며 "행여나 감염병에 걸려 잘못될까 봐 너무 두려웠다"고 말했다. ③◻◻와 함께 병원을 찾은 김씨는 과도한 불안감을 낮추고 왜곡된 현실 인식을 정돈하는 다양한 심리·약물 치료를 받았다. 김씨를 진료한 교수는 "최근 김씨처럼 우울감이 심해져 병원을 찾는 노인 환자가 꽤 많다"며 "바깥 활동이 제한되고 자녀·손주와의 ④◻◻도 어려워진 데다 감염병으로 사망 위험이 커지는 데 대한 공포심이 커진 게 원인"이라고 말했다. 노년기엔 다양한 상실을 겪으며 우울증 위험이 커지는 시기다. 따라서 노년기엔 복지관 같은 시설을 다니며 ⑤◻◻들을 만나 시간을 보내고, 자녀·손주를 주기적으로 만나는 것이 기분을 유지하는 방법의 하나다. 강 교수는 "복지관 같은 곳에서 노인을 대상으로 한 온라인 수업 콘텐츠를 운영하고 있다"며 "본인이 관심 있는 분야나 새로운 주제를 온라인을 통해 접하도록 하는 게 좋다"고 말했다. 일과를 정해 특정 시간엔 정해진 활동을 하도록 ⑥◻◻표를 만드는 것도 도움이 된다. 단조로운 생활 패턴으로 활동량이 확연히 줄어드는 것 자체가 우울감에 ⑦◻◻을 미치기 때문이다. 강 교수는 "기존에 재미 삼아 소일거리로 하던 일을 하지 못하니 대부분의 노인이 종일 누워서 TV만 ⑧◻◻한다"며 "지내는 공간이 ⑨◻◻ 돼 있어도 요리, 가족·친구와의 통화, 스트레칭하기와 같은 식으로 해야 할 일을 정해놓고 다양한 활동을 ⑩◻◻하는 것이 좋다"고 말했다.

출처: 중앙일보_2020. 12. 21_ 이민영 기자
"아침엔 스트레칭, 낮엔 친구와 통화, 저녁엔 요리…일과표 짜 실천"의 내용을 재편집함

▶ **의미힌트를 보고 빈칸 안에 단어를 써보세요.**

1 죽어서 이별함

2 병을 앓을 때 나타나는 여러 가지 상태나 모양

3 아들과 딸을 아울러 이르는 말

4 만나는 일

5 나이가 비슷하거나 아래인 사람을 낮추거나 친근하게 이르는 말

6 날마다 규칙적으로 하는 일정한 일

7 어떤 사물의 효과나 작용이 다른 것에 미치는 일

8 눈으로 보고 귀로 들음

9 수량이나 범위 따위를 제한하여 정함. 또는 그런 한도

10 생각한 바를 실제로 행함

▶ **초성힌트를 활용하여 나머지 글자를 완성해보세요.**

남편과 <sup>1</sup>[ㅅㅂ] 후 혼자 사는 김씨는 최근 코로나19 때문에 일상생활이 힘들 만큼 우울<sup>2</sup>[ㅈㅅ]이 심해졌다. 김씨는 "경로당이 문을 닫으니 온종일 집에서 TV만 봤다"며 "행여나 감염병에 걸려 잘못될까 봐 너무 두려웠다"고 말했다. <sup>3</sup>[ㅈㄴ]와 함께 병원을 찾은 김씨는 과도한 불안감을 낮추고 왜곡된 현실 인식을 정돈하는 다양한 심리·약물 치료를 받았다. 김씨를 진료한 교수는 "최근 김씨처럼 우울감이 심해져 병원을 찾는 노인 환자가 꽤 많다"며 "바깥 활동이 제한되고 자녀·손주와의 <sup>4</sup>[ㅁㄴ]도 어려워진 데다 감염병으로 사망 위험이 커지는 데 대한 공포심이 커진 게 원인"이라고 말했다. 노년기엔 다양한 상실을 겪으며 우울증 위험이 커지는 시기다. 따라서 노년기엔 복지관 같은 시설을 다니며 <sup>5</sup>[ㅊㄱ]들을 만나 시간을 보내고, 자녀·손주를 주기적으로 만나는 것이 기분을 유지하는 방법의 하나다. 강 교수는 "복지관 같은 곳에서 노인을 대상으로 한 온라인 수업 콘텐츠를 운영하고 있다"며 "본인이 관심 있는 분야나 새로운 주제를 온라인을 통해 접하도록 하는 게 좋다"고 말했다. 일과를 정해 특정 시간엔 정해진 활동을 하도록 <sup>6</sup>[ㅇㄱ]표를 만드는 것도 도움이 된다. 단조로운 생활 패턴으로 활동량이 확연히 줄어드는 것 자체가 우울감에 <sup>7</sup>[ㅇㅎ]을 미치기 때문이다. 강 교수는 "기존에 재미 삼아 소일거리로 하던 일을 하지 못하니 대부분의 노인이 종일 누워서 TV만 <sup>8</sup>[ㅅㅊ]한다"며 "지내는 공간이 <sup>9</sup>[ㅎㅈ]돼 있어도 요리, 가족·친구와의 통화, 스트레칭하기와 같은 식으로 해야 할 일을 정해놓고 다양한 활동을 <sup>10</sup>[ㅅㅊ]하는 것이 좋다"고 말했다.

점수 : ___ / 10점

# 15-1 알쏭달쏭 글자 완성

▶ "빵" 과 관련된 단어들 입니다. 정답을 써보세요.

| 1 | ㄷㄴ | | 6 | ㅋㅅㅌㄹ | |
|---|---|---|---|---|---|
| 2 | ㅅㅃ | | 7 | ㅋㅇㅋ | |
| 3 | ㅋㄹㅃ | | 8 | ㅁㅍ | |
| 4 | ㅌㅅㅌ | | 9 | ㅇㅍ | |
| 5 | ㄱㄹㅃ | | 10 | ㄹㅋㅇㅋ | |

# 15-2 초성 단어 퀴즈

▶ 제시된 자음으로 시작하는 단어를 10개 이상 써보세요

### ㅁㅇ

마음,

_____

### ㄱㅌ

감탄,

_____

# 정답

남편과 **사별** 후 혼자 사는 김씨는 최근 코로나19 때문에 일상생활이 힘들 만큼 우울 **증상**이 심해졌다. 김씨는 "경로당이 문을 닫으니 온종일 집에서 TV만 봤다"며 "행여나 감염병에 걸려 잘못될까 봐 너무 두려웠다"고 말했다. **자녀**와 함께 병원을 찾은 김씨는 과도한 불안감을 낮추고 왜곡된 현실 인식을 정돈하는 다양한 심리·약물 치료를 받았다. 김씨를 진료한 교수는 "최근 김씨처럼 우울감이 심해져 병원을 찾는 노인 환자가 꽤 많다"며 "바깥 활동이 제한되고 자녀·손주와의 **만남**도 어려워진 데다 감염병으로 사망 위험이 커지는 데 대한 공포심이 커진 게 원인"이라고 말했다. 노년기엔 다양한 상실을 겪으며 우울증 위험이 커지는 시기다. 따라서 노년기엔 복지관 같은 시설을 다니며 **친구**들을 만나 시간을 보내고, 자녀·손주를 주기적으로 만나는 것이 기분을 유지하는 방법의 하나다. 강 교수는 "복지관 같은 곳에서 노인을 대상으로 한 온라인 수업 콘텐츠를 운영하고 있다"며 "본인이 관심 있는 분야나 새로운 주제를 온라인을 통해 접하도록 하는 게 좋다"고 말했다. 일과를 정해 특정 시간엔 정해진 활동을 하도록 **일과**표를 만드는 것도 도움이 된다. 단조로운 생활 패턴으로 활동량이 확연히 줄어드는 것 자체가 우울감에 **영향**을 미치기 때문이다. 강 교수는 "기존에 재미 삼아 소일거리로 하던 일을 하지 못하니 대부분의 노인이 종일 누워서 TV만 **시청**한다"며 "지내는 공간이 **한정**돼 있어도 요리, 가족·친구와의 통화, 스트레칭하기와 같은 식으로 해야 할 일을 정해놓고 다양한 활동을 **실천**하는 것이 좋다"고 말했다.

# 15-1 알쏭달쏭 글자 완성

| 1 | ㄷㄴ | 도넛 | 6 | ㅋㅅㅌㄹ | 카스텔라 / 카스테라 |
|---|---|---|---|---|---|
| 2 | ㅅㅃ | 식빵 | 7 | ㅋㅇㅋ | 케이크 |
| 3 | ㅋㄹㅃ | 크림빵 | 8 | ㅁㅍ | 머핀 |
| 4 | ㅌㅅㅌ | 토스트 | 9 | ㅇㅍ | 와플 |
| 5 | ㄱㄹㅃ | 계란빵 | 10 | ㄹㅋㅇㅋ | 롤케이크 |

# 15-2 초성 단어 퀴즈

(독자들의 훈련을 위하여 비교적 어휘빈도가 낮은 단어를 제시함. 이외의 다양한 단어 또한 답이 될 수 있음)

## ㅁㅇ

마을, 면역, 명언, 명예, 모양, 모이, 모임, 무언, 무역, 문안, 물음,

미아, 미인, 믿음 등…

## ㄱㅌ

간택, 감투, 강타, 개털, 검토, 계통, 고통, 골탕, 공통, 광택, 교통,

권투, 기타, 깃털 등…

# 16일차

_____년 ___월 ___일

# 16 빈칸 채우기 퀴즈

▶ 지문을 읽고 빈칸에 들어갈 단어를 정자체로 쓰세요.

월드 클래스라더니, 프로다운 자기관리나 팬 서비스는 용납할 수 없을 정도로 ¹____스러웠다. 한국인 자존심에 큰 ²____를 입힌 이탈리아 프로축구단 유벤투스와 팀 간판스타 크리스티아누 호날두(포르투갈) 얘기다. 유벤투스는 '호날두 최소 45분 출장'이라는 계약조건을 앞세워 한국에 12시간 체류하며 K리그 올스타팀과 딱 한 번 친선경기를 하는 ³____으로 35억 원가량을 가져갔다. 하지만 호날두는 이날 약속된 45분은 고사하고 아예 몸을 풀지도 않은 채 벤치만 지켰고, 유벤투스 역시 실망한 팬들에게 사과하기는 커녕 무성의한 ⁴____으로 일관해 분노를 자아냈다.

세계 최고 스타의 화려한 플레이를 직접 볼 수 있다는 ⁵_____에 최고 40만 원대의 입장료를 기꺼이 낸 6만여 ⁶____ 가운데 호날두의 결장을 예상한 이는 아무도 없었다. 유벤투스가 사상 초유의 지각 사태로 경기를 1시간이나 ⁷____시켰지만 관중들은 오히려 전광판에 호날두가 ⁸____할 때마다 그의 이름을 연호하며 따뜻한 팬심을 보냈다. 하지만 단 1분도 뛰지 않은 호날두가 관중과 눈 한 번 마주치지 않고 경기장을 떠나버리자 축구팬들은 심한 ⁹_____을 느낄 수밖에 없었다. 악천후와 무더위에도 호날두가 나오기만을 기다리며 몇 시간이나 경기장을 지켰던 어린이 팬 상당수는 ¹⁰____을 터뜨리기까지 했다.

출처: 중앙일보 사설칼럼_2019.07.30.
"호날두·유벤투스에게서 해명과 사과 받아내야 한다"의 내용을 재편집함

▶ **의미힌트를 보고 빈칸 안에 단어를 써보세요.**

1. 희망이나 명망을 잃음. 또는 바라던 일이 뜻대로 되지 아니하여 마음이 몹시 상함

2. 정신적, 또는 심리적으로 아픔을 받은 자취

3. 어떤 일을 결정하기에 앞서 내놓는 요구나 견해

4. 까닭이나 내용을 풀어서 밝힘

5. 어떤 일이 이루어지기를 바라고 기다리는 심정

6. 운동 경기 따위를 구경하기 위하여 모인 사람들

7. 무슨 일을 더디게 끌어 시간을 늦춤. 또는 시간이 늦추어짐

8. 무대나 연단 따위에 나옴

9. 믿음이나 의리의 저버림을 당한 느낌

10. 우는 일. 또는 그런 소리

▶ **초성힌트를 활용하여 나머지 글자를 완성해보세요.**

월드 클래스라더니, 프로다운 자기관리나 팬 서비스는 용납할 수 없을 정도로 ¹[ㅅㅁ]스러웠다. 한국인 자존심에 큰 ²[ㅅㅊ]를 입힌 이탈리아 프로축구단 유벤투스와 팀 간판스타 크리스티아누 호날두(포르투갈) 얘기다. 유벤투스는 '호날두 최소 45분 출장'이라는 계약조건을 앞세워 한국에 12시간 체류하며 K리그 올스타팀과 딱 한 번 친선경기를 하는 ³[ㅈㄱ]으로 35억 원가량을 가져갔다. 하지만 호날두는 이날 약속된 45분은 고사하고 아예 몸을 풀지도 않은 채 벤치만 지켰고, 유벤투스 역시 실망한 팬들에게 사과하기는 커녕 무성의한 ⁴[ㅎㅁ]으로 일관해 분노를 자아냈다.

세계 최고 스타의 화려한 플레이를 직접 볼 수 있다는 ⁵[ㄱㄷㄱ]에 최고 40만 원대의 입장료를 기꺼이 낸 6만여 ⁶[ㄱㅈ] 가운데 호날두의 결장을 예상한 이는 아무도 없었다. 유벤투스가 사상 초유의 지각 사태로 경기를 1시간이나 ⁷[ㅈㅇ]시켰지만 관중들은 오히려 전광판에 호날두가 ⁸[ㄷㅈ]할 때마다 그의 이름을 연호하며 따뜻한 팬심을 보냈다. 하지만 단 1분도 뛰지 않은 호날두가 관중과 눈 한 번 마주치지 않고 경기장을 떠나버리자 축구팬들은 심한 ⁹[ㅂㅅㄱ]을 느낄 수밖에 없었다. 악천후와 무더위에도 호날두가 나오기만을 기다리며 몇 시간이나 경기장을 지켰던 어린이 팬 상당수는 ¹⁰[ㅇㅇ]을 터뜨리기까지 했다.

점수 : ___ / 10점

# 16-1 알쏭달쏭 글자 완성

▶ "빵" 과 관련된 단어들 입니다. 정답을 써보세요.

| 1 | ㅂ ㄱ ㅌ | | 6 | ㅍ ㄹ ㅊ | |
| --- | --- | --- | --- | --- | --- |
| 2 | ㄷ ㅍ ㅃ | | 7 | ㅍ ㅋ ㅇ ㅋ | |
| 3 | ㅋ ㄹ ㅇ ㅅ | | 8 | ㅁ ㄴ ㅃ | |
| 4 | ㄱ ㅂ ㅃ | | 9 | ㅌ ㄹ ㅌ | |
| 5 | ㅂ ㅇ ㄱ | | 10 | ㅎ ㅃ | |

# 16-2 초성 단어 퀴즈

▶ 제시된 자음으로 시작하는 단어를 10개 이상 써보세요

**ㅈ ㄱ**

자갈,

_____

**ㄷ ㅇ**

단오,

_____

# 정답

월드 클래스라더니, 프로다운 자기관리나 팬 서비스는 용납할 수 없을 정도로 **실망**스러웠다. 한국인 자존심에 큰 **상처**를 입힌 이탈리아 프로축구단 유벤투스와 팀 간판스타 크리스티아누 호날두(포르투갈) 얘기다. 유벤투스는 '호날두 최소 45분 출장'이라는 계약조건을 앞세워 한국에 12시간 체류하며 K리그 올스타팀과 딱 한 번 친선경기를 하는 **조건**으로 35억 원가량을 가져갔다. 하지만 호날두는 이날 약속된 45분은 고사하고 아예 몸을 풀지도 않은 채 벤치만 지켰고, 유벤투스 역시 실망한 팬들에게 사과하기는 커녕 무성의한 **해명**으로 일관해 분노를 자아냈다.

세계 최고 스타의 화려한 플레이를 직접 볼 수 있다는 **기대감**에 최고 40만 원대의 입장료를 기꺼이 낸 6만여 **관중** 가운데 호날두의 결장을 예상한 이는 아무도 없었다. 유벤투스가 사상 초유의 지각 사태로 경기를 1시간이나 **지연**시켰지만 관중들은 오히려 전광판에 호날두가 **등장**할 때마다 그의 이름을 연호하며 따뜻한 팬심을 보냈다. 하지만 단 1분도 뛰지 않은 호날두가 관중과 눈 한 번 마주치지 않고 경기장을 떠나버리자 축구팬들은 심한 **배신감**을 느낄 수밖에 없었다. 악천후와 무더위에도 호날두가 나오기만을 기다리며 몇 시간이나 경기장을 지켰던 어린이 팬 상당수는 **울음**을 터뜨리기까지 했다.

## 16-1 알쏭달쏭 글자 완성

| 1 | ㅂㄱㅌ | 바게트 | 6 | ㅍㄹㅊ | 프레첼 |
|---|---|---|---|---|---|
| 2 | ㄷㅍㅃ | 단팥빵 | 7 | ㅍㅋㅇㅋ | 팬케이크 |
| 3 | ㅋㄹㅇㅅ | 크로와상 | 8 | ㅁㄴㅃ | 마늘빵/모닝빵 |
| 4 | ㄱ보ㅃ | 곰보빵 | 9 | ㅌㄹㅌ | 타르트 |
| 5 | ㅂㅇㄱ | 베이글 | 10 | ㅎㅃ | 호빵 |

## 16-2 초성 단어 퀴즈

(독자들의 훈련을 위하여 비교적 어휘빈도가 낮은 단어를 제시함. 이외의 다양한 단어 또한 답이 될 수 있음)

### ㅈㄱ

자기, 작가, 잔고, 장가, 장군, 전기, 조각, 조건, 조기, 종교, 종기,

주격, 중간, 지구 등...

### ㄷㅇ

다음, 단어, 담요, 담임, 대안, 대야, 대우, 대응, 대인, 더위, 도움,

도입, 동안, 동의 등...

# 17일차

_____년 ____월 ____일

# 17 빈칸 채우기 퀴즈

▶ 지문을 읽고 빈칸에 들어갈 단어를 정자체로 쓰세요.

지난해 합계출산율(0.92명)이 사상 최저치를 다시 썼다. 전년(0.98명)에 이어 경제협력개발기구(OECD) 국가 중 유일한 '출산율 1명대 미만'[1]⬜⬜다. 통계청이 26일 발표한 '2019년 인구동향조사 출생·사망 통계 잠정 결과'에 따르면 지난해 한국의 합계출산율은 0.92명을 기록했다. 출생통계 작성(1970년) 이래 [2]⬜⬜치다. 여성이 [3]⬜⬜ 기간(15~49세)에 낳을 것으로 기대하는 평균 [4]⬜⬜⬜ 수가 한 명도 되지 않는다는 의미다. 보통 인구를 현상 유지하기 위해 필요한 합계출산율은 2.1명이다. 하지만 한국은 이의 절반에도 미치지 못한다. OECD 회원국 평균(1.65명)은 커녕 초(超)저출산 기준(1.3명)에도 못 미치는 압도적인 [5]⬜⬜다. 정부가 그간 손을 놓고 있었던 것은 아니다.

저출산 분야 [6]⬜⬜은 계속 늘었다. 정부는 2006년부터 1~3차에 걸친 저출산·고령사회 기본계획을 추진해 지난해 까지 총 185조원을 저[7]⬜⬜에 대응한 사업비 등으로 [8]⬜⬜했다. 하지만 출산율은 계속 역주행이다.

인구 [9]⬜⬜는 생산가능인구를 줄이고 고령화에 대한 복지 [10]⬜⬜을 늘리면서 경제성장과 내수 및 고용 등 경제·사회 전반에 악영향을 미친다.

출처: 중앙일보_2020.02.27_허정원 기자
"출산율 0.92명…세계 꼴찌 기록 또 경신"의 내용을 재편집함

▶ **의미힌트를 보고 빈칸 안에 단어를 써보세요.**

1. 일정한 영토와 거기에 사는 사람들로 구성되고, 주권에 의한 하나의 통치 조직을 가지고 있는 사회집단

2. 가장 낮음

3. 임신이 가능함

4. 세상에 태어난 아기

5. 차례의 맨 끝

6. 국가나 단체에서 한 회계 연도의 수입과 지출을 미리 셈하여 정한 계획

7. 아이를 낳음

8. 일정한 목적이나 기능에 맞게 씀

9. 양이나 수치가 줆. 또는 양이나 수치를 줄임

10. 어떠한 의무나 책임을 짐

▶ **초성힌트를 활용하여 나머지 글자를 완성해보세요.**

지난해 합계출산율(0.92명)이 사상 최저치를 다시 썼다. 전년(0.98명)에 이어 경제협력개발기구(OECD) 국가 중 유일한 '출산율 1명대 미만' ¹국가다. 통계청이 26일 발표한 '2019년 인구동향조사 출생·사망 통계 잠정 결과'에 따르면 지난해 한국의 합계출산율은 0.92명을 기록했다. 출생통계 작성(1970년) 이래 ²최저치다. 여성이 ³가임 기간(15~49세)에 낳을 것으로 기대하는 평균 ⁴출산아 수가 한 명도 되지 않는다는 의미다. 보통 인구를 현상 유지하기 위해 필요한 합계출산율은 2.1명이다. 하지만 한국은 이의 절반에도 미치지 못한다. OECD 회원국 평균(1.65명)은 커녕 초(超)저출산 기준(1.3명)에도 못 미치는 압도적인 ⁵꼴찌다. 정부가 그간 손을 놓고 있었던 것은 아니다.

저출산 분야 ⁶예산은 계속 늘었다. 정부는 2006년부터 1~3차에 걸친 저출산·고령사회 기본계획을 추진해 지난해 까지 총 185조원을 저 ⁷출산에 대응한 사업비 등으로 ⁸사용했다. 하지만 출산율은 계속 역주행이다.

인구 ⁹감소는 생산가능인구를 줄이고 고령화에 대한 복지 ¹⁰부담을 늘리면서 경제성장과 내수 및 고용 등 경제·사회 전반에 악영향을 미친다.

점수 : ___ / 10점

# 17-1 알쏭달쏭 글자 완성

▶ "가구" 와 관련된 단어들 입니다. 정답을 써보세요.

| 1 | ㅅㅍ | | 6 | ㅊㄷ | |
|---|---|---|---|---|---|
| 2 | ㅇ자 | | 7 | ㅅㄹㅈ | |
| 3 | ㅊㅅ | | 8 | ㅂㅂㅇㅈ | |
| 4 | ㅌㅈ | | 9 | ㅈㄹ | |
| 5 | ㅅ탁 | | 10 | ㅈㅅㅈ | |

# 17-2 초성 단어 퀴즈

▶ 제시된 자음으로 시작하는 단어를 10개 이상 써보세요

**ㅍㅇ**

팽이,

**ㅈㅅ**

자산,

# 정답

지난해 합계출산율(0.92명)이 사상 최저치를 다시 썼다. 전년(0.98명)에 이어 경제협력개발기구(OECD) 국가 중 유일한 '출산율 1명대 미만' 국가다. 통계청이 26일 발표한 '2019년 인구동향조사 출생·사망 통계 잠정 결과'에 따르면 지난해 한국의 합계출산율은 0.92명을 기록했다. 출생통계 작성(1970년) 이래 최저치다. 여성이 가임 기간 (15~49세)에 낳을 것으로 기대하는 평균 출생아 수가 한 명도 되지 않는다는 의미다. 보통 인구를 현상 유지하기 위해 필요한 합계출산율은 2.1명이다. 하지만 한국은 이의 절반에도 미치지 못한다. OECD 회원국 평균(1.65명)은 커녕 초(超)저출산 기준(1.3명)에도 못 미치는 압도적인 꼴찌다. 정부가 그간 손을 놓고 있었던 것은 아니다. 저출산 분야 예산은 계속 늘었다. 정부는 2006년부터 1~3차에 걸친 저출산·고령사회 기본계획을 추진해 지난해 까지 총 185조원을 저출산에 대응한 사업비 등으로 사용했다. 하지만 출산율은 계속 역주행이다. 인구 감소는 생산가능인구를 줄이고 고령화에 대한 복지 부담을 늘리면서 경제성장과 내수 및 고용 등 경제·사회 전반에 악영향을 미친다.

# 17-1 알쏭달쏭 글자 완성

| 1 | ㅅㅍ | 소파 | 6 | ㅊㄷ | 침대 |
| 2 | ㅇ자 | 의자 | 7 | ㅅㄹㅈ | 서랍장 |
| 3 | ㅊㅅ | 책상 | 8 | ㅂㅂㅇㅈ | 붙박이장 |
| 4 | ㅌㅈ | 탁자 | 9 | ㅈㄹ | 장롱 |
| 5 | ㅅ탁 | 식탁 | 10 | ㅈㅅㅈ | 장식장 |

# 17-2 초성 단어 퀴즈

(독자들의 훈련을 위하여 비교적 어휘빈도가 낮은 단어를 제시함. 이외의 다양한 단어 또한 답이 될 수 있음)

## ㅍ ㅇ

파악, 파업, 평안, 평온, 평일, 폐업, 폐인, 포용, 풀이, 품위, 풍악,

풍요, 필연, 필요 등...

## ㅈ ㅅ

자식, 장사, 장소, 재산, 점수, 점심, 정상, 정신, 조상, 종식, 주사,

지식, 진실, 질서 등...

# 18일차

_____년 ____월 ____일

# 18 빈칸 채우기 퀴즈

▶ 지문을 읽고 빈칸에 들어갈 단어를 정자체로 쓰세요.

가족 간 강력범죄는 건수도 늘고 양상도 날로 흉포해지고 있다. 전 남편을 엽기적으로 살해한 고유정은 온 국민을 쇼크 상태로 몰아넣었다. PC방 등을 전전하느라 집에 ①_____ 한 생후 7개월짜리 딸을 굶겨 죽인 젊은 부모도 있었다. 이들은 태연하게 "죽었겠네. 집 가서 확인해줘"라는 카톡 문자를 주고받았다. 앞서 유승현 김포시의원은 아내를 골프채로 ②_____ 해 심장파열로 사망케 했다. 평소 가정폭력이 얼마나 심했을지 ③_____ 간다. 의정부에서는 생활고를 ④_____ 한 50대 가장이 아내와 여고생 딸을 살해하고 자신도 극단적인 선택을 했다. 바로 며칠 전에는 한국인 남편이 베트남 아내를 무자비하게 폭행해 공분을 자아냈다. "아내가 한국어가 서툴다"는 게 이유였다. 남편은 울면서 매달리는 두 살짜리 아들도 폭행했다. 폭행영상은 페이스북을 통해 ⑤_____ 됐고, '박항서 신드롬'이 한창인 베트남에서까지 비판 ⑥_____ 이 들끓었다. 가족 간 살인의 급증은 경제적 어려움 등 사회적 좌절과 분노, 스트레스를 가장 가까운 가족에게 쏟아낸 것이란 점에서 더욱 ⑦_____ 적이다. 여전히 가부장적이고 성차별적 가족관계, '아내든 자식이든 내 소유물, 내 맘대로'란 비틀린 ⑧_____ 도 큰 요인이다. 사회의 기본 단위인 가족이 바로 서야 사회가 바로 선다는 것은 너무도 당연한 얘기다. 가정이 불행한데, 국가와 사회가 행복할 수 없다. 가정폭력에 대해서는 ⑨_____ 에 처한다는 원칙을 지키고, 그저 가정을 지키는 것보다 피해자를 적극 보호하는 데 중점을 둬야 ⑩_____ 을 막을 수 있다.

출처: 중앙SUNDAY 사설칼럼_2019.07.13.
"위기의 가족, 가족이 흔들리면 미래가 없다"의 내용을 재편집함

▶ 의미힌트를 보고 빈칸 안에 단어를 써보세요.

1  내버려 둠

2  난폭한 행동

3  사정이나 형편 따위를 어림잡아 헤아림

4  인생을 어둡게만 보아 슬퍼하거나 절망스럽게 여김

5  어떤 사실이나 사물, 내용 따위를 여러 사람에게 널리 터놓음

6  사회 대중의 공통된 의견

7  인생의 슬프고 애달픈 일을 당하여 불행한 경우를 이르는 말

8  일반적으로 사람이 사물에 대하여 가지는, 그것이 진(眞)이라고 하는 것을 요구할 수 있는 개념. 또는 그것을 얻는 과정

9  엄하게 벌을 줌. 또는 그 벌

10 다시 발생함. 또는 다시 일어남

▶ **초성힌트를 활용하여 나머지 글자를 완성해보세요.**

가족 간 강력범죄는 건수도 늘고 양상도 날로 흉포해지고 있다. 전 남편을 엽기적으로 살해한 고유정은 온 국민을 쇼크 상태로 몰아넣었다. PC방 등을 전전하느라 집에 ¹[ㅂ ㅊ]한 생후 7개월짜리 딸을 굶겨 죽인 젊은 부모도 있었다. 이들은 태연하게 "죽었겠네. 집 가서 확인해줘"라는 카톡 문자를 주고받았다. 앞서 유승현 김포시의원은 아내를 골프채로 ²[ㅍ ㅎ]해 심장파열로 사망케 했다. 평소 가정폭력이 얼마나 심했을지 ³[ㅈ ㅈ]간다. 의정부에서는 생활고를 ⁴[ㅂ ㄱ]한 50대 가장이 아내와 여고생 딸을 살해하고 자신도 극단적인 선택을 했다. 바로 며칠 전에는 한국인 남편이 베트남 아내를 무자비하게 폭행해 공분을 자아냈다. "아내가 한국어가 서툴다"는 게 이유였다. 남편은 울면서 매달리는 두살짜리 아들도 폭행했다. 폭행영상은 페이스북을 통해 ⁵[ㄱ ㄱ]됐고, '박항서 신드롬'이 한창인 베트남에서까지 비판 ⁶[ㅇ ㄹ]이 들끓었다. 가족 간 살인의 급증은 경제적 어려움 등 사회적 좌절과 분노, 스트레스를 가장 가까운 가족에게 쏟아낸 것이란 점에서 더욱 ⁷[ㅂ ㄱ]적이다. 여전히 가부장적이고 성차별적 가족관계, '아내든 자식이든 내 소유물, 내 맘대로란 비틀린 ⁸[ㅇ ㅅ]도 큰 요인이다. 사회의 기본 단위인 가족이 바로 서야 사회가 바로 선다는 것은 너무도 당연한 얘기다. 가정이 불행한데, 국가와 사회가 행복할 수 없다. 가정폭력에 대해서는 ⁹[ㅇ ㅂ]에 처한다는 원칙을 지키고, 그저 가정을 지키는 것보다 피해자를 적극 보호하는 데 중점을 둬야 ¹⁰[ㅈ ㅂ]을 막을 수 있다.

점수 : ___ / 10점

# 18-1 알쏭달쏭 글자 완성

▶ "가구" 와 관련된 단어들 입니다. 정답을 써보세요.

| 1 | ㅎ들ㅇㅈ | | 6 | ㅊㄲ이 | |
| --- | --- | --- | --- | --- | --- |
| 2 | ㅎ탁 | | 7 | ㅌ테ㅇㅂ | |
| 3 | ㅅㅂㅈ | | 8 | ㅇ장 | |
| 4 | ㅎㅈㄷ | | 9 | ㄱㅅㅈ | |
| 5 | ㅎ거 | | 10 | ㅅ납ㅈ | |

# 18-2 초성 단어 퀴즈

▶ 제시된 자음으로 시작하는 단어를 10개 이상 써보세요

## ㄷㅈ

다짐,

## ㅊㄷ

차도,

# 정답

가족 간 강력범죄는 건수도 늘고 양상도 날로 흉포해지고 있다. 전 남편을 엽기적으로 살해한 고유정은 온 국민을 쇼크 상태로 몰아넣었다. PC방 등을 전전하느라 집에 ¹방치한 생후 7개월짜리 딸을 굶겨 죽인 젊은 부모도 있었다. 이들은 태연하게 "죽었겠네. 집 가서 확인해줘"라는 카톡 문자를 주고받았다. 앞서 유승현 김포시의원은 아내를 골프채로 ²폭행해 심장파열로 사망케 했다. 평소 가정폭력이 얼마나 심했을지 ³짐작간다. 의정부에서는 생활고를 ⁴비관한 50대 가장이 아내와 여고생 딸을 살해하고 자신도 극단적인 선택을 했다. 바로 며칠 전에는 한국인 남편이 베트남 아내를 무자비하게 폭행해 공분을 자아냈다. "아내가 한국어가 서툴다"는 게 이유였다. 남편은 울면서 매달리는 두살짜리 아들도 폭행했다. 폭행영상은 페이스북을 통해 ⁵공개됐고, '박항서 신드롬'이 한창인 베트남에서까지 비판 ⁶여론이 들끓었다. 가족 간 살인의 급증은 경제적 어려움 등 사회적 좌절과 분노, 스트레스를 가장 가까운 가족에게 쏟아낸 것이란 점에서 더욱 ⁷비극적이다. 여전히 가부장적이고 성차별적 가족관계, '아내든 자식이든 내 소유물, 내 맘대로'란 비틀린 ⁸인식도 큰 요인이다. 사회의 기본 단위인 가족이 바로 서야 사회가 바로 선다는 것은 너무도 당연한 얘기다. 가정이 불행한데, 국가와 사회가 행복할 수 없다. 가정폭력에 대해서는 ⁹엄벌에 처한다는 원칙을 지키고, 그저 가정을 지키는 것보다 피해자를 적극 보호하는 데 중점을 둬야 ¹⁰재발을 막을 수 있다.

# 18-1 알쏭달쏭 글자 완성

| 1 | ㅎ들ㅇㅈ | 흔들의자 | 6 | ㅊㄲ이 | 책꽂이 |
| 2 | ㅎ탁 | 협탁 | 7 | ㅌ테ㅇㅂ | 티테이블 |
| 3 | ㅅㅂㅈ | 신발장 | 8 | ㅇ장 | 옷장 |
| 4 | ㅎㅈㄷ | 화장대 | 9 | ㄱㅅㅈ | 거실장 |
| 5 | ㅎ거 | 행거 | 10 | ㅅ납ㅈ | 수납장 |

# 18-2 초성 단어 퀴즈

(독자들의 훈련을 위하여 비교적 어휘빈도가 낮은 단어를 제시함. 이외의 다양한 단어 또한 답이 될 수 있음)

## ㄷㅈ

단점, 단지, 답장, 대장, 대전, 대접, 대중, 도장, 도전, 독자, 동작,

된장, 둥지, 등장 등...

## ㅊㄷ

차단, 차등, 참담, 천도, 천둥, 철도, 첨단, 청도, 초대, 촛대, 총대,

총독, 충돌, 충동 등...

# 19일차

_____년 ____월 ____일

# 19 빈칸 채우기 퀴즈

▶ 지문을 읽고 빈칸에 들어갈 단어를 정자체로 쓰세요.

봉준호 감독의 '기생충'이 한국 ¹□□ 101년의 역사, 나아가 미국 아카데미상 92년의 ²□□를 다시 썼다. 한국 영화 사상 처음 아카데미상 ³□□에 오른 '기생충'은 미국 LA 돌비극장에서 열린 시상식에서 작품상을 포함해 4개 부문을 석권했다. 한국 영화가 오스카(아카데미의 별칭) 트로피를 받은 것도, 영어 아닌 ⁴□□로 된 영화가 작품상을 받은 것도 처음이다. 공동 프로듀서로 봉준호 감독과 함께 작품상을 받은 곽신애 바른손이앤에이 대표는 "지금 이 순간 ⁵□□도 못한 역사가 이루어진 기분이다. 아카데미 회원 분들에게 경의와 감사를 드린다"고 말했다.

미국 뉴욕타임스는 '기생충'이 "영어가 아닌 영화로 처음 작품상을 ⁶□□했다"며 "역사를 만들었다"고 표현했다. 이번 수상은 최근 아카데미가 백인 위주라는 비판에 직면했던 회원 구성을 다변화한 것 등이 ⁷□□된 결과라는 분석도 나오고 있다. 이날 '기생충'의 수상 행진은 봉준호 ⁸□□과 한진원 작가가 각본상을 받은 것으로 시작됐다. '기생충'은 이어 국제영화상, 감독상, ⁹□□상까지 차례로 트로피를 챙기면서 한국 영화의 역사는 물론 아카데미상 역사에서도 새로운 기록을 쏟아냈다. 아시아 영화가 아카데미 각본상을 받은 것 역시 '기생충'이 사상 ¹⁰□□이다.

감독상 수상자로 호명되자 봉준호 감독은 "국제영화상 수상하고 내 할 일은 끝났구나 했는데 너무 감사하다"며 놀라움을 표했다.

출처: 중앙일보_2020.02.11_나원정, 민경원 기자
"상상이 역사 됐다…충무로, 오스카 정복"의 내용을 재편집함

▶ **의미힌트를 보고 빈칸 안에 단어를 써보세요.**

1. 일정한 의미를 갖고 움직이는 대상을 촬영하여 영사기로 영사막에 재현하는 종합 예술

2. 인류 사회의 변천과 흥망의 과정. 또는 그 기록

3. 시상식·운동 경기 따위에서, 어떤 지위에 오를 자격이나 가능성이 있음

4. 생각, 느낌 따위를 나타내거나 전달하는 데에 쓰는 음성, 문자 따위의 수단. 또는 그 음성이나 문자 따위의 사회 관습적인 체계

5. 실제로 경험하지 않은 현상이나 사물에 대하여 마음속으로 그려 봄

6. 상을 줌

7. 다른 것에 영향을 받아 어떤 현상이 나타남. 또는 어떤 현상을 나타냄

8. 영화나 연극, 운동 경기 따위에서 일의 전체를 지휘하며 실질적으로 책임을 맡은 사람

9. 예술 창작 활동으로 얻어지는 제작물

10. 시간적으로나 순서상으로 맨 앞

▶ **초성힌트를 활용하여 나머지 글자를 완성해보세요.**

봉준호 감독의 '기생충'이 한국 [ㅇㅎ] 101년의 역사, 나아가 미국 아카데미상 92년의 [ㅇㅅ]를 다시 썼다. 한국 영화 사상 처음 아카데미상 [ㅎㅂ]에 오른 '기생충'은 미국 LA 돌비극장에서 열린 시상식에서 작품상을 포함해 4개 부문을 석권했다. 한국 영화가 오스카(아카데미의 별칭) 트로피를 받은 것도, 영어 아닌 [ㅇㅇ]로 된 영화가 작품상을 받은 것도 처음이다. 공동 프로듀서로 봉준호 감독과 함께 작품상을 받은 곽신애 바른손이앤에이 대표는 "지금 이 순간 [ㅅㅅ]도 못한 역사가 이루어진 기분이다. 아카데미 회원분들에게 경의와 감사를 드린다"고 말했다.

미국 뉴욕타임스는 '기생충'이 "영어가 아닌 영화로 처음 작품상을 [ㅅㅅ]했다"며 "역사를 만들었다"고 표현했다. 이번 수상은 최근 아카데미가 백인 위주라는 비판에 직면했던 회원 구성을 다변화한 것 등이 [ㅂㅇ]된 결과라는 분석도 나오고 있다. 이날 '기생충'의 수상 행진은 봉준호 [ㄱㄷ]과 한진원 작가가 각본상을 받은 것으로 시작됐다. '기생충'은 이어 국제영화상, 감독상, [ㅈㅍ]상까지 차례로 트로피를 챙기면서 한국 영화의 역사는 물론 아카데미상 역사에서도 새로운 기록을 쏟아냈다. 아시아 영화가 아카데미 각본상을 받은 것 역시 '기생충'이 사상 [ㅊㅇ]이다.

감독상 수상자로 호명되자 봉준호 감독은 "국제영화상 수상하고 내 할 일은 끝났구나 했는데 너무 감사하다"며 놀라움을 표했다.

점수 : ___ / 10점

# 19-1 알쏭달쏭 글자 완성

▶ "취미종류" 와 관련된 단어들 입니다. 정답을 써보세요.

| 1 | ㄱㄹㄱㄹㄱ | | 6 | ㄸㄱ질 | |
| 2 | ㅇㄱ연ㅈ | | 7 | ㅍㄹ테ㅅ | |
| 3 | ㅌ니ㅅ | | 8 | ㅇ가 | |
| 4 | ㅂㄷㅁㅌ | | 9 | ㅇ화ㄱㅅ | |
| 5 | ㄷ산 | | 10 | ㅈㅈㄱ타ㄱ | |

# 19-2 초성 단어 퀴즈

▶ 제시된 자음으로 시작하는 단어를 10개 이상 써보세요

## ㅅㅇ

사안,

## ㅂㅂ

반박,

# 정답

봉준호 감독의 '기생충'이 한국 영화 101년의 역사, 나아가 미국 아카데미상 92년의 역사를 다시 썼다. 한국 영화 사상 처음 아카데미상 후보에 오른 '기생충'은 미국 LA 돌비극장에서 열린 시상식에서 작품상을 포함해 4개 부문을 석권했다. 한국 영화가 오스카(아카데미의 별칭) 트로피를 받은 것도, 영어 아닌 언어로 된 영화가 작품상을 받은 것도 처음이다. 공동 프로듀서로 봉준호 감독과 함께 작품상을 받은 곽신애 바른손이앤에이 대표는 "지금 이 순간 상상도 못한 역사가 이루어진 기분이다. 아카데미 회원분들에게 경의와 감사를 드린다"고 말했다.

미국 뉴욕타임스는 '기생충'이 "영어가 아닌 영화로 처음 작품상을 수상했다"며 "역사를 만들었다"고 표현했다. 이번 수상은 최근 아카데미가 백인 위주라는 비판에 직면했던 회원 구성을 다변화한 것 등이 반영된 결과라는 분석도 나오고 있다. 이날 '기생충'의 수상 행진은 봉준호 감독과 한진원 작가가 각본상을 받은 것으로 시작됐다. '기생충'은 이어 국제영화상, 감독상, 작품상까지 차례로 트로피를 챙기면서 한국 영화의 역사는 물론 아카데미상 역사에서도 새로운 기록을 쏟아냈다. 아시아 영화가 아카데미 각본상을 받은 것 역시 '기생충'이 사상 처음이다.

감독상 수상자로 호명되자 봉준호 감독은 "국제영화상 수상하고 내 할 일은 끝났구나 했는데 너무 감사하다"며 놀라움을 표했다.

# 19-1 알쏭달쏭 글자 완성

| 1 | ㄱㄹㄱㄹ기 | 그림그리기 | 6 | ㄸㄱ질 | 뜨개질 |
|---|---|---|---|---|---|
| 2 | ㅇㄱ 연ㅈ | 악기 연주 | 7 | ㅍㄹ테ㅅ | 필라테스 |
| 3 | ㅌ니ㅅ | 테니스 | 8 | ㅇ가 | 요가 |
| 4 | ㅂㄷㅁㅌ | 배드민턴 | 9 | ㅇ화 ㄱㅅ | 영화 감상 |
| 5 | ㄷ산 | 등산 | 10 | ㅈㅈㄱ타ㄱ | 자전거 타기 |

# 19-2 초성 단어 퀴즈

(독자들의 훈련을 위하여 비교적 어휘빈도가 낮은 단어를 제시함. 이외의 다양한 단어 또한 답이 될 수 있음)

## ㅅㅇ

사용, 사위, 세월, 소양, 소원, 소유, 속옷, 송이, 수유, 수입, 순응,

시야, 시위, 신용 등...

## ㅂㅂ

박복, 반발, 방법, 범벅, 복부, 본부, 부분, 분별, 불법, 불복, 불빛,

비방, 비버, 빈부 등...

# 20일차

_____년 _____월 _____일

# 20 빈칸 채우기 퀴즈

▶ 지문을 읽고 빈칸에 들어갈 단어를 정자체로 쓰세요.

베트남 출신 이주 여성이 두 살배기 아들 앞에서 한국인 남편에게 폭행당한 사건에 국민적 ¹___이 일고 있다. SNS에 공개된 동영상을 보면, 한국인 남편은 "여기 베트남 아니라고"라는 ²___과 함께 부인을 마구 때렸다. 어린 아들이 "엄마"라고 울부짖는데도 주먹질과 발길질은 멈추지 않았다. 베트남 ³___ 여성은 "너무 무서워" 등의 서툰 한국말로 괴로워하면서도 우는 아들을 껴안아 달랬다. 문제의 동영상을 SNS에 올린 사람은 베트남어로 "한국 정말 미쳤다"고 적었다고 한다. 문제의 남편이 ⁴___ 체포 됐지만 '폭행의 일상화'를 짐작케 하는 ⁵___에 시민들은 분노 하면서도 한국인으로서 부끄러웠을 것이다. ⁶___ 여성의 인권 침해 상황은 공공연한 사회 문제가 됐다. 국가인권위원회의 지난해 조사에 따르면 결혼 이주여성의 42.1%가 가정폭력을 ⁷___한 것으로 나타났다. "때리지 마세요"가 결혼 이주여성들의 일상어가 됐다는 말도 있다는데, 참담하다. 이번 사건의 피해 여성은 "남편에게 하도 맞아 몰래 (동영상을) 찍었다"고 경찰에 ⁸___했다. 지난 10년간 약 20명의 이주 여성이 남편의 무차별 폭력에 목숨까지 잃었다는 게 학계의 분석이다. 사건이 불거져도 한국인 남성에겐 솜방망이 ⁹___이 내려지고 오히려 피해자에 불리한 ¹⁰___이 내려지곤 했다.

출처: 중앙일보 사설칼럼_2019.07.08.
"이주여성의 비명에 우리는 얼마나 귀 기울였나"의 내용을 재편집함

▶ **의미힌트를 보고 빈칸 안에 단어를 써보세요.**

1  공중(公衆)이 다같이 느끼는 분노

2  난폭하게 말함. 또는 그런 말

3  출생 당시 가정이 속하여 있던 사회적 신분

4  긴요하고 급함

5  어떤 장소에서 겉으로 드러난 면이나 벌어진 광경

6  개인이나 종족, 민족 따위의 집단이 본래 살던 지역을 떠나 다른 지역으로 이동하여 정착함

7  자신이 실제로 해보거나 겪어 봄

8  일이나 상황에 대하여 자세하게 이야기함. 또는 그런 이야기

9  형벌에 처함. 또는 그 벌

10 법원이 행하는 판결·명령 이외의 재판

▶ **초성힌트를 활용하여 나머지 글자를 완성해보세요.**

베트남 출신 이주 여성이 두 살배기 아들 앞에서 한국인 남편에게 폭행당한 사건에 국민적 ¹ㄱㅂ 이 일고 있다. SNS에 공개된 동영상을 보면, 한국인 남편은 "여기 베트남 아니라고"라는 ²ㅍㅇ 과 함께 부인을 마구 때렸다. 어린 아들이 "엄마"라고 울부짖는데도 주먹질과 발길질은 멈추지 않았다. 베트남 ³ㅊㅅ 여성은 "너무 무서워" 등의 서툰 한국말로 괴로워하면서도 우는 아들을 껴안아 달랬다. 문제의 동영상을 SNS에 올린 사람은 베트남어로 "한국 정말 미쳤다"고 적었다고 한다. 문제의 남편이 ⁴ㄱㄱ 체포 됐지만 '폭행의 일상화'를 짐작게 하는 ⁵ㅈㅁ 에 시민들은 분노 하면서도 한국인으로서 부끄러웠을 것이다. ⁶ㅇㅈ 여성의 인권 침해 상황은 공공연한 사회 문제가 됐다. 국가인권위원회의 지난해 조사에 따르면 결혼 이주여성의 42.1%가 가정폭력을 ⁷ㄱㅎ 한 것으로 나타났다. "때리지 마세요"가 결혼 이주여성들의 일상어가 됐다는 말도 있다는데, 참담하다. 이번 사건의 피해 여성은 "남편에게 하도 맞아 몰래 (동영상을) 찍었다"고 경찰에 ⁸ㅈㅅ 했다. 지난 10년간 약 20명의 이주 여성이 남편의 무차별 폭력에 목숨까지 잃었다는 게 학계의 분석이다. 사건이 불거져도 한국인 남성에겐 솜방망이 ⁹ㅊㅂ 이 내려지고 오히려 피해자에 불리한 ¹⁰ㄱㅈ 이 내려지곤 했다.

점수 : ___ / 10점

## 20-1 알쏭달쏭 글자 완성

▶ "취미종류" 와 관련된 단어들 입니다. 정답을 써보세요.

| 1 | ㅅ 자 ㅅ | | 6 | ㄲ ㄲ ㅇ | |
| --- | --- | --- | --- | --- | --- |
| 2 | ㄱ ㅍ | | 7 | ㅇ 악 ㄱ 상 | |
| 3 | ㄴ 래 ㅂ 르 ㄱ | | 8 | ㄱ ㅆ ㄱ | |
| 4 | ㅇ 벽 ㄷ ㅂ | | 9 | 산 ㅊ | |
| 5 | ㅅ 영 | | 10 | ㅇ 리 | |

## 20-2 초성 단어 퀴즈

▶ 제시된 자음으로 시작하는 단어를 10개 이상 써보세요

### ㅅㄴ

선녀,

### ㅈㅈ

자정,

# 정답

베트남 출신 이주 여성이 두 살배기 아들 앞에서 한국인 남편에게 폭행당한 사건에 국민적 ¹공분이 일고 있다. SNS에 공개된 동영상을 보면, 한국인 남편은 "여기 베트남 아니라고"라는 ²폭언과 함께 부인을 마구 때렸다. 어린 아들이 "엄마"라고 울부짖는데도 주먹질과 발길질은 멈추지 않았다. 베트남 ³출신 여성은 "너무 무서워" 등의 서툰 한국말로 괴로워하면서도 우는 아들을 껴안아 달랬다. 문제의 동영상을 SNS에 올린 사람은 베트남어로 "한국 정말 미쳤다"고 적었다고 한다. 문제의 남편이 ⁴긴급 체포 됐지만 '폭행의 일상화'를 짐작게 하는 ⁵장면에 시민들은 분노 하면서도 한국인으로서 부끄러웠을 것이다. ⁶이주 여성의 인권 침해 상황은 공공연한 사회 문제가 됐다. 국가인권위원회의 지난해 조사에 따르면 결혼 이주여성의 42.1%가 가정폭력을 ⁷경험한 것으로 나타났다. "때리지 마세요"가 결혼 이주여성들의 일상어가 됐다는 말도 있다는데, 참담하다. 이번 사건의 피해 여성은 " 남편에게 하도 맞아 몰래 (동영상을) 찍었다"고 경찰에 ⁸진술했다. 지난 10년간 약 20명의 이주 여성이 남편의 무차별 폭력에 목숨까지 잃었다는 게 학계의 분석이다. 사건이 불거져도 한국인 남성에겐 솜방망이 ⁹처벌이 내려지고 오히려 피해자에 불리한 ¹⁰결정이 내려지곤 했다.

# 20-1 알쏭달쏭 글자 완성

| 1 | ㅅ 자 ㅅ | 십자수 | 6 | ㄲ ㄲ ㅇ | 꼿꼿이 |
|---|---|---|---|---|---|
| 2 | ㄱ ㅍ | 골프 | 7 | ㅇ 악 ㄱ 상 | 음악 감상 |
| 3 | ㄴ래ㅂ르ㄱ | 노래 부르기 | 8 | ㄱ ㅆ ㄱ | 글쓰기 |
| 4 | ㅇ벽 ㄷ ㅂ | 암벽 등반 | 9 | 산 ㅊ | 산책 |
| 5 | ㅅ 영 | 수영 | 10 | ㅇ 리 | 요리 |

# 20-2 초성 단어 퀴즈

(독자들의 훈련을 위하여 비교적 어휘빈도가 낮은 단어를 제시함. 이외의 다양한 단어 또한 답이 될 수 있음)

## ㅅㄴ

사내, 사냥, 상납, 설날, 소년, 손님, 숙녀, 숭늉, 스님, 승녀, 시내,

시녀, 신념, 실내 등...

## ㅈㅈ

자주, 잡지, 장점, 재주, 저자, 전쟁, 제자, 조절, 존재, 주장, 주제,

직장, 직접, 집중 등...

# 21일차

_____년 _____월 _____일

# 21 빈칸 채우기 퀴즈

▸ 지문을 읽고 빈칸에 들어갈 단어를 정자체로 쓰세요.

13일부터 고3 학생을 시작으로 등교 수업이 시작된다. 신종 코로나바이러스 감염증(코로나19)으로 ①[　　]가 문을 닫은 지 70여 일 만이다.

교육부는 4일 오후 유·초·중·고 ②[　　] 방안을 발표했다. 13일 고3에 이어 20일 고2와 중3, 초1~2학년이 ③[　　]한다. 27일에는 고1과 중2 및 초3~4학년이, 6월 1일에는 중1과 초5~6학년이 교실 수업을 ④[　　]한다. 유치원은 초1~2학년과 함께 20일부터 등원한다. 교육부는 질병관리본부와 전문가 의견 등을 ⑤[　　]해 5월 연휴로부터 2주가 지난 시점을 등교 적기로 봤다. 다만 대학입시 준비 ⑥[　　]으로 빠듯한 고3은 일주일 앞당겼다.

중·고교와 달리 초등학교의 경우 저학년부터 등교하는 이유는 이 연령대의 돌봄 수요가 많기 때문이다. 교육부는 "유치원생과 초1~2학년은 원격수업에 적응하기 어렵고 학부모의 도움 ⑦[　　]에 따라 교육 ⑧[　　] 문제가 있다"며 "가정의 돌봄 부담 등을 고려해 등교 ⑨[　　]를 정했다"고 밝혔다. 현재 초등학교의 긴급 돌봄이 주로 저학년 위주인 것도 한 요인이다.

교육부 관계자는 "고학년부터 등교하면 학생 밀집도가 급격히 증가한다"고 설명했다. 교육부는 등교 수업 이전까지 모든 학교에 체온계를 비치하고 열화상 카메라를 설치하는 등 ⑩[　　] 준비를 완료할 계획이다.

출처: 중앙일보_2020.05.05_남윤서, 전민희 기자
"4단계 등교 개학, 고3은 13일 유치원은 20일"의 내용을 재편집함

▶ **의미힌트를 보고 빈칸 안에 단어를 써보세요.**

1. 일정한 목적·교과 과정·설비·제도 및 법규에 의하여 계속적으로 학생에게 교육을 실시하는 기관

2. 교사가 학생에게 지식이나 기능을 가르쳐 줌. 또는 그런 일

3. 학생이 학교에 감

4. 어떤 일이나 행동의 처음 단계를 이루거나 그렇게 함. 또는 그런 단계

5. 의견이나 사상 따위가 여럿으로 나뉘어 있는 것을 하나로 모아 정리함

6. 일정한 기간 동안 해야 할 일의 계획을 날짜별로 짜 놓은 것. 또는 그 계획

7. 그러함과 그러하지 아니함

8. 빈부, 임금, 기술, 수준 따위가 서로 벌어져 다른 정도

9. 적당한 때나 기회

10. 전염병이 발생하거나 유행하는 것을 미리 막는 일

▶ **초성힌트를 활용하여 나머지 글자를 완성해보세요.**

13일부터 고3 학생을 시작으로 등교 수업이 시작된다.
신종 코로나바이러스 감염증(코로나19)으로 ¹ㅎㄱ가 문을
닫은 지 70여 일 만이다.
교육부는 4일 오후 유·초·중·고 ²ㅅㅇ 방안을 발표했다.
13일 고3에 이어 20일 고2와 중3, 초1~2학년이 ³ㄷㄱ한다.
27일에는 고1과 중2 및 초3~4학년이, 6월 1일에는 중1과
초5~6학년이 교실 수업을 ⁴ㅅㅈ한다. 유치원은 초1~2학년
과 함께 20일부터 등원한다. 교육부는 질병관리본부와 전문가
의견 등을 ⁵ㅅㄹ해 5월 연휴로부터 2주가 지난 시점을 등교
적기로 봤다. 다만 대학입시 준비 ⁶ㅇㅈ으로 빠듯한 고3은
일주일 앞당겼다.
중·고교와 달리 초등학교의 경우 저학년부터 등교하는 이유는
이 연령대의 돌봄 수요가 많기 때문이다. 교육부는 "유치원생과
초1~2학년은 원격수업에 적응하기 어렵고 학부모의 도움 ⁷ㅇㅂ
에 따라 교육 ⁸ㄱㅊ 문제가 있다"며 "가정의 돌봄 부담 등을
고려해 등교 ⁹ㅅㄱ를 정했다"고 밝혔다. 현재 초등학교의 긴급
돌봄이 주로 저학년 위주인 것도 한 요인이다.
교육부 관계자는 "고학년부터 등교하면 학생 밀집도가 급격히 증가
한다"고 설명했다. 교육부는 등교 수업 이전까지 모든 학교에
체온계를 비치하고 열화상 카메라를 설치하는 등 ¹⁰ㅂㅇ 준비를
완료할 계획이다.

점수 : ___ / 10점

# 21-1 알쏭달쏭 글자 완성

▶ "가정용품"과 관련된 단어들 입니다. 정답을 써보세요.

| 1 | ㅆㄹㄱ통 |  | 6 | ㅅ건 |  |
|---|---|---|---|---|---|
| 2 | ㅎ지 |  | 7 | ㅊ솔 |  |
| 3 | 다ㄹㅁ |  | 8 | ㅇㄱ이 |  |
| 4 | 치ㅇ |  | 9 | ㅂ자ㄹ |  |
| 5 | ㅂㅁ기 |  | 10 | 거ㅇ |  |

# 21-2 초성 단어 퀴즈

▶ 제시된 자음으로 시작하는 단어를 10개 이상 써보세요

### ㅂㄹ

반려,

___

### ㄴㅂ

나방,

___

# 정답

　　13일부터 고3 학생을 시작으로 등교 수업이 시작된다. 신종 코로나바이러스 감염증(코로나19)으로 ¹학교가 문을 닫은 지 70여 일 만이다.

　　교육부는 4일 오후 유·초·중·고 ²수업 방안을 발표했다. 13일 고3에 이어 20일 고2와 중3, 초1~2학년이 ³등교한다. 27일에는 고1과 중2 및 초3~4학년이, 6월 1일에는 중1과 초5~6학년이 교실 수업을 ⁴시작한다. 유치원은 초1~2학년과 함께 20일부터 등원한다. 교육부는 질병관리본부와 전문가 의견 등을 ⁵수렴해 5월 연휴로부터 2주가 지난 시점을 등교 적기로 봤다. 다만 대학입시 준비 ⁶일정으로 빠듯한 고3은 일주일 앞당겼다.

　　중·고교와 달리 초등학교의 경우 저학년부터 등교하는 이유는 이 연령대의 돌봄 수요가 많기 때문이다. 교육부는 "유치원생과 초1~2학년은 원격수업에 적응하기 어렵고 학부모의 도움 ⁷여부에 따라 교육 ⁸격차 문제가 있다"며 "가정의 돌봄 부담 등을 고려해 등교 ⁹시기를 정했다"고 밝혔다. 현재 초등학교의 긴급 돌봄이 주로 저학년 위주인 것도 한 요인이다.

　　교육부 관계자는 "고학년부터 등교하면 학생 밀집도가 급격히 증가한다"고 설명했다. 교육부는 등교 수업 이전까지 모든 학교에 체온계를 비치하고 열화상 카메라를 설치하는 등 ¹⁰방역 준비를 완료할 계획이다.

# 21-1 알쏭달쏭 글자 완성

| 1 | ㅆ ㄹ ㄱ 통 | 쓰레기통 | 6 | ㅅ 건 | 수건 |
|---|---|---|---|---|---|
| 2 | ㅎ 지 | 휴지 | 7 | ㅊ 솔 | 칫솔 |
| 3 | 다 ㄹ ㅁ | 다리미 | 8 | ㅇ ㄱ 이 | 옷걸이 |
| 4 | 치 ㅇ | 치약 | 9 | ㅂ 자 ㄹ | 빗자루 |
| 5 | ㅂ ㅁ 기 | 분무기 | 10 | 거 ㅇ | 거울 |

# 21-2 초성 단어 퀴즈

(독자들의 훈련을 위하여 비교적 어휘빈도가 낮은 단어를 제시함. 이외의 다양한 단어 또한 답이 될 수 있음)

## ㅂㄹ

바람, 버릇, 벌레, 벼락, 보람, 보름, 보리, 볼락, 부력, 부리, 분량, 분리, 비련, 비료 등...

## ㄴㅂ

난방, 남부, 남북, 낭비, 내부, 냉방, 노비, 녹봉, 논밭, 놀부, 농부, 누범, 눈병, 눈빛 등...

# 22일차

_____년 _____월 _____일

# 22 빈칸 채우기 퀴즈

▶ 지문을 읽고 빈칸에 들어갈 단어를 정자체로 쓰세요.

핀란드는 북유럽의 작은 ¹◻◻다. 경제 규모(GDP)는 한국의 6분의 1, 인구는 9분의 1에 지나지 않는다. 그러나 아무도 핀란드를 업신여기지 않는다. 유엔 발표 세계행복지수 2년 연속 1위 등의 ²◻◻가 강소국임을 말해 준다. 숙련된 노동력, 수준 높은 교육, 정치적 안정성 등을 바탕으로 매년 국가경쟁력 순위에서 상위권을 차지하고 있다. 핀란드를 ³◻◻ 중인 문재인 대통령이 어제 사울리 니니스퇴 대통령과 정상 ⁴◻◻을 갖고 스타트업 분야 등에서 양국 협력을 ⁵◻◻했다. 이번 문 대통령 핀란드 방문에는 이례적으로 스타트업과 벤처업계 위주로 경제사절단이 꾸려졌다. 혁신 강국이자 스타트업 강국인 핀란드에서 그만큼 배울 만한 점이 많다는 ⁶◻◻다.

혁신을 관통하는 정신은 다름 아닌 실용주의다. 소규모 개방 경제에서 살아남는 방법은 공허한 이념이나 비현실적인 명분이 아니다. 핀란드는 한때 이웃한 대국 러시아와 맞서 싸웠으나 생존을 위해서는 현실 노선을 택했다. 러시아 영향력에 휘둘렸던 핀란드의 행보를 두고 '핀란드화(Finlandization)'라는 비하적 느낌의 ⁷◻◻까지 나왔을 정도다. 그러나 실용주의가 없었다면 핀란드의 생존은 ⁸◻◻◻했을 것이다. 그 생존의 바탕 위에서 핀란드는 오늘날 민주주의와 풍요를 누리는 ⁹◻◻ 국가가 됐다. 문 대통령이 핀란드에서 혁신의 노하우와 함께 그 저류를 관통하는 실용주의의 정신도 함께 ¹⁰◻◻하고 오기를 기대한다.

출처: 중앙일보 사설칼럼_2019.06.11.
"핀란드의 혁신 정신 배워 오길 기대한다"의 내용을 재편집함

▶ **의미힌트를 보고 빈칸 안에 단어를 써보세요.**

1 일정한 영토와 거기에 사는 사람들로 구성되고, 주권에 의한 하나의 통치 조직을 가지고 있는 사회 집단

2 차례나 순서를 나타내는 위치나 지위

3 어떤 사람이나 장소를 찾아가서 만나거나 봄

4 어떤 문제를 가지고 거기에 관련된 사람들이 한자리에 모여서 토의함

5 다른 사람과 앞으로의 일을 어떻게 할 것인가를 미리 정하여 둠. 또는 그렇게 정한 내용

6 사물이나 현상의 가치

7 일정한 분야에서 주로 사용하는 말

8 가능하지 않음

9 본받아 배울 만한 대상

10 몸으로 어떤 감각을 느낌

▶ **초성힌트를 활용하여 나머지 글자를 완성해보세요.**

핀란드는 북유럽의 작은 ¹[ㄴㄹ]다. 경제 규모(GDP)는 한국의 6분의 1, 인구는 9분의 1에 지나지 않는다. 그러나 아무도 핀란드를 업신여기지 않는다. 유엔 발표 세계행복지수 2년 연속 1위 등의 ²[ㅅㅇ]가 강소국임을 말해 준다. 숙련된 노동력, 수준 높은 교육, 정치적 안정성 등을 바탕으로 매년 국가경쟁력 순위에서 상위권을 차지하고 있다. 핀란드를 ³[ㅂㅁ] 중인 문재인 대통령이 어제 사울리 니니스퇴 대통령과 정상 ⁴[ㅎㄷ]을 갖고 스타트업 분야 등에서 양국 협력을 ⁵[ㅇㅅ]했다. 이번 문 대통령 핀란드 방문에는 이례적으로 스타트업과 벤처업계 위주로 경제사절단이 꾸려졌다. 혁신 강국이자 스타트업 강국인 핀란드에서 그만큼 배울 만한 점이 많다는 ⁶[ㅇㅁ]다.

혁신을 관통하는 정신은 다름 아닌 실용주의다. 소규모 개방 경제에서 살아남는 방법은 공허한 이념이나 비현실적인 명분이 아니다. 핀란드는 한때 이웃한 대국 러시아와 맞서 싸웠으나 생존을 위해서는 현실 노선을 택했다. 러시아 영향력에 휘둘렸던 핀란드의 행보를 두고 '핀란드화(Finlandization)'라는 비하적 느낌의 ⁷[ㅇㅇ]까지 나왔을 정도다. 그러나 실용주의가 없었다면 핀란드의 생존은 ⁸[ㅂㄱㄴ]했을 것이다. 그 생존의 바탕 위에서 핀란드는 오늘날 민주주의와 풍요를 누리는 ⁹[ㅁㅂ] 국가가 됐다. 문 대통령이 핀란드에서 혁신의 노하우와 함께 그 저류를 관통하는 실용주의의 정신도 함께 ¹⁰[ㅊㄱ]하고 오기를 기대한다.

점수 : ___ / 10점

## 22-1 알쏭달쏭 글자 완성

▶ "가정용품"과 관련된 단어들 입니다. 정답을 써보세요.

| 1 | 건 ㅈ ㄷ | | 6 | 면 ㄷ ㄱ | |
|---|---|---|---|---|---|
| 2 | ㄱ ㅁ 장 ㄱ | | 7 | ㄷ 요 | |
| 3 | ㅂ 향 ㅈ | | 8 | 면 ㅂ | |
| 4 | ㅅ 제 | | 9 | ㅅ 유 ㅇ 연 ㅈ | |
| 5 | ㅅ ㅌ 깎 ㅇ | | 10 | ㅇ 산 | |

## 22-2 초성 단어 퀴즈

▶ 제시된 자음으로 시작하는 단어를 10개 이상 써보세요

**ㅅㅈ**

사진,

**ㅂㄷ**

바닥,

# 정답

핀란드는 북유럽의 작은 <sup>1</sup>나라다. 경제 규모(GDP)는 한국의 6분의 1, 인구는 9분의 1에 지나지 않는다. 그러나 아무도 핀란드를 업신여기지 않는다. 유엔 발표 세계행복지수 2년 연속 1위 등의 <sup>2</sup>순위가 강소국임을 말해 준다. 숙련된 노동력, 수준 높은 교육, 정치적 안정성 등을 바탕으로 매년 국가경쟁력 순위에서 상위권을 차지하고 있다. 핀란드를 <sup>3</sup>방문 중인 문재인 대통령이 어제 사울리 니니스퇴 대통령과 정상 <sup>4</sup>회담을 갖고 스타트업 분야 등에서 양국 협력을 <sup>5</sup>약속했다. 이번 문 대통령 핀란드 방문에는 이례적으로 스타트업과 벤처업계 위주로 경제사절단이 꾸려졌다. 혁신 강국이자 스타트업 강국인 핀란드에서 그만큼 배울 만한 점이 많다는 <sup>6</sup>의미다.

혁신을 관통하는 정신은 다름 아닌 실용주의다. 소규모 개방 경제에서 살아남는 방법은 공허한 이념이나 비현실적인 명분이 아니다. 핀란드는 한때 이웃한 대국 러시아와 맞서 싸웠으나 생존을 위해서는 현실 노선을 택했다. 러시아 영향력에 휘둘렸던 핀란드의 행보를 두고 '핀란드화(Finlandization)'라는 비하적 느낌의 <sup>7</sup>용어까지 나왔을 정도다. 그러나 실용주의가 없었다면 핀란드의 생존은 <sup>8</sup>불가능했을 것이다. 그 생존의 바탕 위에서 핀란드는 오늘날 민주주의와 풍요를 누리는 <sup>9</sup>모범 국가가 됐다. 문 대통령이 핀란드에서 혁신의 노하우와 함께 그 저류를 관통하는 실용주의의 정신도 함께 <sup>10</sup>체감하고 오기를 기대한다.

# 22-1 알쏭달쏭 글자 완성

| 1 | ㄱㅈㄷ | 건조대 | 6 | ㅁㄷㄱ | 면도기 |
|---|---|---|---|---|---|
| 2 | ㄱㅁ장ㄱ | 고무장갑 | 7 | ㄷ요 | 담요 |
| 3 | ㅂ향ㅈ | 방향제 | 8 | 면ㄷ | 면봉 |
| 4 | ㅅ제 | 세제 | 9 | ㅅ유ㅇ연ㅈ | 섬유유연제 |
| 5 | ㅅㅌ깎ㅇ | 손톱깎이 | 10 | ㅇ산 | 우산, 양산 |

# 22-2 초성 단어 퀴즈

(독자들의 훈련을 위하여 비교적 어휘빈도가 낮은 단어를 제시함. 이외의 다양한 단어 또한 답이 될 수 있음)

## ㅅㅈ

사장, 사전, 상점, 서점, 성장, 성적, 성질, 세정, 숙지, 승진, 시작, 시절, 시집, 신중 등...

## ㅂㄷ

반달, 반대, 발등, 방대, 배달, 변덕, 변동, 별도, 보도, 복도, 부담, 부대, 붕대, 비듬 등...

# 23일차

_____년 _____월 _____일

## 23 빈칸 채우기 퀴즈

▶ 지문을 읽고 빈칸에 들어갈 단어를 정자체로 쓰세요.

고글을 눌러쓰고 ¹☐☐를 돌보다 병실을 나오던 채현지(41) 간호사가 함빡 웃었다. 영상통화 ²☐☐에 등장한 두 아이의 얼굴과 고글 자국에 대한 깜찍한 ³☐☐ 때문이었다. 채 간호사는 계명대 대구동산병원에서 코로나바이러스 감염증(코로나19) 첫 확진자가 나온 순간부터 지금까지 구슬 ⁴☐을 흘리고 있다. 지난달 30일과 지난 2일에 이어 4일 세 번째로 국내 발생 신규 환자가 0명을 기록하는 등 상황은 ⁵☐☐ 중이지만, 동산병원 의료진은 어린이날 등 ⁶☐☐도 잊은 채 진료에 매달리고 있다. 채 간호사에게 올해 어린이날은 더욱 뜻깊다. 그는 "혹시나 주변에서 우리 아이들을 멀리할까 봐 코로나19 병동 근무 ⁷☐☐도 숨겼다. 아이들에게 죄인 아닌 죄인이 된 셈이라 가슴이 아팠다"고 소회를 털어놨다. 하지만 자녀들은 기특하게도 "엄마가 멋지다. 엄마가 자랑스럽다"고 ⁸☐☐했고, 채 간호사는 더욱 ⁹☐☐ 백배할 수 있었다. 채 간호사는 입원 중인 코로나19 어린이 환자들에게도 메시지를 남겼다. "엄마·아빠 많이 보고 싶을 텐데, 열심히 약 잘 먹고 힘내자. 이겨낼 수 있어." 지난달 31일 현재 18세 이하 어린이·청소년 환자는 누적 507명이며 이 중 88명이 여전히 입원 등 ¹⁰☐☐ 상태다.

출처: 중앙일보_2020.05.05_김민욱 기자
"흉터 된 '고글 자국' 우리 엄만 자랑스런 대구 간호사입니다"의 내용을 재편집함

▶ **의미힌트를 보고 빈칸 안에 단어를 써보세요.**

1 병들거나 다쳐서 치료를 받아야 할 사람

2 텔레비전이나 컴퓨터 따위에서 그림이나 영상이 나타나는 면

3 따뜻한 말이나 행동으로 괴로움을 덜어 주거나 슬픔을 달래 줌

4 '노력'이나 '수고'를 비유적으로 이르는 말

5 병의 증세가 나아짐

6 일요일이나 공휴일 따위의 일을 하지 아니하고 쉬는 날

7 실제로 있었던 일이나 현재에 있는 일

8 곁에서 성원함. 또는 호응하여 도와줌

9 씩씩하고 굳센 기운

10 전염병 환자나 면역성이 없는 환자를 다른 곳으로 떼어 놓음

▶ **초성힌트를 활용하여 나머지 글자를 완성해보세요.**

고글을 눌러쓰고 [1]ㅎㅈ를 돌보다 병실을 나오던 채현지(41) 간호사가 함빡 웃었다. 영상통화 [2]ㅎㅁ에 등장한 두 아이의 얼굴과 고글 자국에 대한 깜찍한 [3]ㅇㄹ 때문이었다.

채 간호사는 계명대 대구동산병원에서 코로나바이러스 감염증(코로나19) 첫 확진자가 나온 순간부터 지금까지 구슬 [4]ㄸ을 흘리고 있다. 지난달 30일과 지난 2일에 이어 4일 세 번째로 국내 발생 신규 환자가 0명을 기록하는 등 상황은 [5]ㅎㅈ 중이지만, 동산병원 의료진은 어린이날 등 [6]ㅎㅇ도 잊은 채 진료에 매달리고 있다. 채 간호사에게 올해 어린이날은 더욱 뜻깊다. 그는 "혹시나 주변에서 우리 아이들을 멀리할까 봐 코로나19 병동 근무 [7]ㅅㅅ도 숨겼다. 아이들에게 죄인 아닌 죄인이 된 셈이라 가슴이 아팠다"고 소회를 털어놨다. 하지만 자녀들은 기특하게도 "엄마가 멋지다. 엄마가 자랑스럽다"고 [8]ㅇㅇ했고, 채 간호사는 더욱 [9]ㅇㄱ 백배할 수 있었다. 채 간호사는 입원 중인 코로나19 어린이 환자들에게도 메시지를 남겼다. "엄마·아빠 많이 보고 싶을 텐데, 열심히 약 잘 먹고 힘내자. 이겨낼 수 있어." 지난달 31일 현재 18세 이하 어린이·청소년 환자는 누적 507명이며 이 중 88명이 여전히 입원 등 [10]ㄱㄹ 상태다.

점수 : ___ / 10점

# 23-1 알쏭달쏭 글자 완성

▶ "명절·기념일" 과 관련된 단어들 입니다. 정답을 써보세요.

| 1 | ㅅㅁㅇ | | 6 | ㄱㅊㅈ | |
|---|---|---|---|---|---|
| 2 | ㅇㄹㅇㄴ | | 7 | ㄷㅇ | |
| 3 | ㅅㅇㅈ | | 8 | 칠ㅅ | |
| 4 | ㅅ날 | | 9 | ㅅ짇ㄴ | |
| 5 | ㅈㅇㄷㅂㄹ | | 10 | ㄱㅂㅈ | |

# 23-2 초성 단어 퀴즈

▶ 제시된 자음으로 시작하는 단어를 10개 이상 써보세요

### ㄴㄷ

납득,

### ㅈㅇ

자아,

# 정답

고글을 눌러쓰고 ¹환자를 돌보다 병실을 나오던 채현지(41) 간호사가 함빡 웃었다. 영상통화 ²화면에 등장한 두 아이의 얼굴과 고글 자국에 대한 깜찍한 ³위로 때문이었다. 채 간호사는 계명대 대구동산병원에서 코로나바이러스 감염증(코로나19) 첫 확진자가 나온 순간부터 지금까지 구슬 ⁴땀을 흘리고 있다. 지난달 30일과 지난 2일에 이어 4일 세 번째로 국내 발생 신규 환자가 0명을 기록하는 등 상황은 ⁵호전 중이지만, 동산병원 의료진은 어린이날 등 ⁶휴일도 잊은 채 진료에 매달리고 있다. 채 간호사에게 올해 어린이날은 더욱 뜻깊다. 그는 "혹시나 주변에서 우리 아이들을 멀리할까 봐 코로나19 병동 근무 ⁷사실도 숨겼다. 아이들에게 죄인 아닌 죄인이 된 셈이라 가슴이 아팠다"고 소회를 털어놨다. 하지만 자녀들은 기특하게도 "엄마가 멋지다. 엄마가 자랑스럽다"고 ⁸응원했고, 채 간호사는 더욱 ⁹용기 백배할 수 있었다. 채 간호사는 입원 중인 코로나19 어린이 환자들에게도 메시지를 남겼다. "엄마·아빠 많이 보고 싶을 텐데, 열심히 약 잘 먹고 힘내자. 이겨낼 수 있어." 지난달 31일 현재 18세 이하 어린이·청소년 환자는 누적 507명이며 이 중 88명이 여전히 입원 등 ¹⁰격리 상태다.

## 23-1 알쏭달쏭 글자 완성

| 1 | ㅅㅁㅇ | 식목일 | 6 | ㄱㅊㅈ | 개천절 |
|---|---|---|---|---|---|
| 2 | ㅇㄹㅇㄴ | 어린이날 | 7 | ㄷㅇ | 단오 |
| 3 | ㅅㅇㅈ | 삼일절 | 8 | 칠ㅅ | 칠석 |
| 4 | ㅅ날 | 설날 | 9 | ㅅ짇ㄴ | 삼짇날 |
| 5 | ㅈㅇㄷㅂㄹ | 정월대보름 | 10 | ㄱㅂㅈ | 광복절 |

## 23-2 초성 단어 퀴즈

(독자들의 훈련을 위하여 비교적 어휘빈도가 낮은 단어를 제시함. 이외의 다양한 단어 또한 답이 될 수 있음)

### ㄴㄷ

낙담, 난도, 난독, 난동, 낭독, 내담, 냉담, 냉동, 노동, 녹두, 농담,

농도, 눈독, 늑대 등...

### ㅈㅇ

자연, 자유, 잠옷, 장인, 정원, 졸업, 주의, 주인, 죽염, 죽음, 중요,

지역, 직업, 직원 등...

— 186 —

# 24일차

_____년 _____월 _____일

## 24 빈칸 채우기 퀴즈

▶ 지문을 읽고 빈칸에 들어갈 단어를 정자체로 쓰세요.

도처에 한숨 소리다. 경제의 허리인 40대가 일자리를 찾지 못하고 청년과 노인들 절대다수가 제대로 된 ¹□□ 가 부족해 단기 아르바이트로 연명하는 세상이다. 최저임금제 ²□□ 등으로 치솟은 인건비에 식당 밥값도 크게 올라 ³□□ 들은 외식 한 번 하기도 버겁다. 소비자물가는 0%대로 뚝 떨어져 디플레이션을 걱정하는 수준이라는데, 정작 서민이 즐겨 찾는 간편식 등 장바구니 물가는 ⁴□□ 해 집밥 한 끼도 녹록지 않다. ⁵□□ 과 동떨어졌다는 비판에도 불구하고 문재인 정부가 시종일관 오기로 밀어붙인 소득주도성장 경제정책이 불러온 참담한 결과다.

어디 이뿐인가. 정부는 '제조업 르네상스'를 부르짖지만 정작 제조업 생산 능력은 지난해 8월부터 16개월 ⁶□□ 마이너스 행진을 기록 중이고, 공장 가동률은 71.8%로 떨어졌다.

이러니 일자리인들 온전할 리 없다. 제조업 일자리도 20개월 연속 감소세다. 한마디로 총체적 ⁷□□ 이다.

오죽하면 손경식 한국경영자총협회 회장이 "정부 정책이 기업에 부담을 준 한 해"라며 "주 52시간제 등으로 기업이 크게 ⁸□□ 됐는데 앞으로는 기업 활력을 제고하는 쪽으로 정부 정책 기조를 전환해 달라"고 ⁹□□ 하겠는가. 지금이라도 정부가 뻔한 답을 눈앞에 놓고 딴청을 부리는 대신 경제 활력을 살리기 위해 필요한 진짜 개혁에 ¹⁰□□ 하는 새해가 돼야 한다.

출처: 중앙일보 사설칼럼_2020.01.01.
"정말 경제를 살려야 할 경자년 새해"의 내용을 재편집함

▶ **의미힌트를 보고 빈칸 안에 단어를 써보세요.**

1 생계를 꾸려 나갈 수 있는 수단으로서의 직업

2 물건값, 봉급, 요금 따위를 올림

3 경제적으로 중류 이하의 넉넉지 못한 생활을 하는 사람

4 물가나 시세 따위가 갑자기 오름

5 현재 실제로 존재하는 사실이나 상태

6 끊이지 아니하고 죽 이어지거나 지속함

7 질서가 없고 어지러운 나라

8 어떤 힘에 눌려 졸아들고 기를 펴지 못함

9 어떤 일에 참여하도록 마음이나 감정 따위를 불러일으킴

10 어떤 일을 전심전력을 다하여 해 나감

▶ **초성힌트를 활용하여 나머지 글자를 완성해보세요.**

도처에 한숨 소리다. 경제의 허리인 40대가 일자리를 찾지 못하고 청년과 노인들 절대다수가 제대로 된 ¹[ㅇㅈㄹ]가 부족해 단기 아르바이트로 연명하는 세상이다. 최저임금제 ²[ㅇㅅ] 등으로 치솟은 인건비에 식당 밥값도 크게 올라 ³[ㅅㅁ]들은 외식 한 번 하기도 버겁다. 소비자물가는 0%대로 뚝 떨어져 디플레이션을 걱정하는 수준이라는데, 정작 서민이 즐겨 찾는 간편식 등 장바구니 물가는 ⁴[ㄱㄷ]해 집밥 한 끼도 녹록지 않다. ⁵[ㅎㅅ]과 동떨어졌다는 비판에도 불구하고 문재인 정부가 시종일관 오기로 밀어붙인 소득 주도성장 경제정책이 불러온 참담한 결과다.

어디 이뿐인가. 정부는 '제조업 르네상스'를 부르짖지만 정작 제조업 생산 능력은 지난해 8월부터 16개월 ⁶[ㅇㅅ] 마이너스 행진을 기록 중이고, 공장 가동률은 71.8%로 떨어졌다.

이러니 일자리인들 온전할 리 없다. 제조업 일자리도 20개월 연속 감소세다. 한마디로 총체적 ⁷[ㄴㄱ]이다.

오죽하면 손경식 한국경영자총협회 회장이 "정부 정책이 기업에 부담을 준 한 해"라며 "주 52시간제 등으로 기업이 크게 ⁸[ㅇㅊ] 됐는데 앞으로는 기업 활력을 제고하는 쪽으로 정부 정책 기조를 전환해 달라"고 ⁹[ㅎㅅ]하겠는가. 지금이라도 정부가 뻔한 답을 눈앞에 놓고 딴청을 부리는 대신 경제 활력을 살리기 위해 필요한 진짜 개혁에 ¹⁰[ㅁㅈ]하는 새해가 돼야 한다.

점수 : ___ / 10점

# 24-1 알쏭달쏭 글자 완성

▶ "명절·기념일"과 관련된 단어들 입니다. 정답을 써보세요.

| 1 | ㅎㅊㅇ | | 6 | ㄱㄱ의ㄴ | |
| --- | --- | --- | --- | --- | --- |
| 2 | ㅎㄱㄴ | | 7 | ㄱㄹㅈ의ㄴ | |
| 3 | ㅈㅎㅈ | | 8 | ㄴㅇ의ㄴ | |
| 4 | ㅇㅂ이ㄴ | | 9 | 6.10ㅁㅈ항ㅈ | |
| 5 | ㅅㅅ의ㄴ | | 10 | 5.18 ㅁㅈ화ㅇㄷ | |

# 24-2 초성 단어 퀴즈

▶ 제시된 자음으로 시작하는 단어를 10개 이상 써보세요

### ㄴㄱ

난국,

### ㅁㅎ

만학,

# 정답

도처에 한숨 소리다. 경제의 허리인 40대가 일자리를 찾지 못하고 청년과 노인들 절대다수가 제대로 된 ¹일자리가 부족해 단기 아르바이트로 연명하는 세상이다. 최저임금제 ²인상 등으로 치솟은 인건비에 식당 밥값도 크게 올라 ³서민들은 외식 한 번 하기도 버겁다. 소비자물가는 0%대로 뚝 떨어져 디플레이션을 걱정하는 수준이라는데, 정작 서민이 즐겨 찾는 간편식 등 장바구니 물가는 ⁴급등해 집밥 한 끼도 녹록지 않다. ⁵현실과 동떨어졌다는 비판에도 불구하고 문재인 정부가 시종일관 오기로 밀어붙인 소득주도성장 경제정책이 불러온 참담한 결과다.

어디 이뿐인가. 정부는 '제조업 르네상스'를 부르짖지만 정작 제조업 생산 능력은 지난해 8월부터 16개월 ⁶연속 마이너스 행진을 기록 중이고, 공장 가동률은 71.8%로 떨어졌다.

이러니 일자리인들 온전할 리 없다. 제조업 일자리도 20개월 연속 감소세다. 한마디로 총체적 ⁷난국이다.

오죽하면 손경식 한국경영자총협회 회장이 "정부 정책이 기업에 부담을 준 한 해"라며 "주 52시간제 등으로 기업이 크게 ⁸위축 됐는데 앞으로는 기업 활력을 제고하는 쪽으로 정부 정책 기조를 전환해 달라"고 ⁹호소하겠는가. 지금이라도 정부가 뻔한 답을 눈앞에 놓고 딴청을 부리는 대신 경제 활력을 살리기 위해 필요한 진짜 개혁에 ¹⁰매진하는 새해가 돼야 한다.

# 24-1 알쏭달쏭 글자 완성

| 1 | ㅎㅊㅇ | 현충일 | 6 | ㄱㄱ의ㄴ | 국군의 날 |
|---|---|---|---|---|---|
| 2 | ㅎㄱㄴ | 한글날 | 7 | ㄱㄹㅈ의ㄴ | 근로자의 날 |
| 3 | ㅈㅎㅈ | 제헌절 | 8 | ㄴㅇ의ㄴ | 노인의 날 |
| 4 | ㅇㅂ이ㄴ | 어버이 날 | 9 | 6.10ㅁㅈ항ㅈ | 6.10민주항쟁 |
| 5 | ㅅㅅ의ㄴ | 스승의 날 | 10 | 5.18 ㅁㅈ화ㅇㄷ | 5.18 민주화운동 |

# 24-2 초성 단어 퀴즈

(독자들의 훈련을 위하여 비교적 어휘빈도가 낮은 단어를 제시함. 이외의 다양한 단어 또한 답이 될 수 있음)

## ㄴㄱ

낙관, 난간, 날개, 내각, 내공, 내구, 내기, 냇가, 냉기, 녹각, 논개, 눈가, 눈길, 늑골 등...

## ㅁㅎ

만행, 만화, 매형, 매화, 명함, 모함, 목함, 목화, 무효, 문학, 문헌, 문화, 미행, 미화 등...

# 25일차

_____년 _____월 _____일

## 25 빈칸 채우기 퀴즈

▶ 지문을 읽고 빈칸에 들어갈 단어를 정자체로 쓰세요.

최장 엿새에 이르는 징검다리 황금 ①□□ 첫날인 지난달 30일 오전, 예년 같으면 ②□□□ 으로 발 디딜 틈 없었을 인천국제공항 제1청사는 한산했다. 인천 ③□□ 엔 항공사와 여행·물류·통신·금융 관련 종사자 7만5000여 명이 ④□□ 한다. 하지만 코로나19 확산 이후 항공기 조종사부터 공항 청소 담당까지 적지 않은 일자리가 사라졌다.

코로나19발 실업대란이 예사롭지 않다. 고용노동부에 따르면 3월 말 기준 임시·일용직은 지난해보다 12만4000명, 특수고용직을 포함한 기타 ⑤□□□ 는 9만3000명 급감했다. 대기업이라고 다르지 않다. 기업평가사이트인 CEO스코어가 국민연금 가입 여부를 알 수 있는 492개 기업을 ⑥□□ 한 결과 3월 말 국민연금 ⑦□□ 는 164만4868명으로, 1월 말보다 1만844명 감소했다.

문제는 '실업 파고'가 이제 몰아치기 시작했다는 것이다. 실물경제가 더 나빠지면 실업 파고는 그만큼 더 높아질 수밖에 없다. 한국경제연구원은 코로나19로 국내 ⑧□□ 시장에서 최대 33만3000명이 일자리를 잃을 것으로 전망했다. 정부가 서둘러 고용안전대책을 내놓고 있지만, 역부족이라는 지적이 많다. 추광호 한경연 경제정책실장은 "자칫하면 1998년 외환위기 못지않은 대량 실업 사태에 직면할 것"이라며 "근로시간 연장 허용, 탄력근로제 확대 ⑨□□ 등 더욱 혁신적이고 공격적인 대책이 필요하다"고 ⑩□□ 했다.

출처: 중앙일보_2020.05.02_황정일 기자
"현실이 된 실업, 혹독한 시간이 시작됐다"의 내용을 재편집함

▶ 의미힌트를 보고 빈칸 안에 단어를 써보세요.

1. 휴일이 이틀 이상 계속되는 일. 또는 그 휴일

2. 여행 중에 있는 사람을 손님으로 이르는 말

3. 항공 수송을 위하여 사용하는 공공용 비행장

4. 직장에 적을 두고 직무에 종사함

5. 일정한 직업이나 부문, 일 따위에 종사하는 사람

6. 사물의 내용을 명확히 알기 위하여 자세히 살펴보거나 찾아봄

7. 단체나 조직 따위에 들어가거나 참가한 사람

8. 삯을 주고 사람을 부리거나, 삯을 받고 남의 일을 해 줌

9. 알맞게 이용하거나 맞추어 씀

10. 안이나 의견으로 내놓음. 또는 그 안이나 의견

▶ **초성힌트를 활용하여 나머지 글자를 완성해보세요.**

최장 엿새에 이르는 징검다리 황금 ¹[ㅇ|ㅎ] 첫날인 지난달 30일 오전, 예년 같으면 ²[ㅇ|ㅎ|ㄱ]으로 발 디딜 틈 없었을 인천국제공항 제1청사는 한산했다. 인천 ³[ㄱ|ㅎ]엔 항공사와 여행·물류·통신·금융 관련 종사자 7만5000여 명이 ⁴[ㄱ|ㅁ]한다. 하지만 코로나19 확산 이후 항공기 조종사부터 공항 청소 담당까지 적지 않은 일자리가 사라졌다.

코로나19발 실업대란이 예사롭지 않다. 고용노동부에 따르면 3월 말 기준 임시·일용직은 지난해보다 12만4000명, 특수고용직을 포함한 기타 ⁵[ㅈ|ㅅ|ㅈ]는 9만3000명 급감했다. 대기업이라고 다르지 않다. 기업평가사이트인 CEO스코어가 국민연금 가입 여부를 알 수 있는 492개 기업을 ⁶[ㅈ|ㅅ]한 결과 3월 말 국민연금 ⁷[ㄱ|ㅇ|ㅈ]는 164만4868명으로, 1월 말보다 1만844명 감소했다.

문제는 '실업 파고'가 이제 몰아치기 시작했다는 것이다. 실물경제가 더 나빠지면 실업 파고는 그만큼 더 높아질 수밖에 없다. 한국경제연구원은 코로나19로 국내 ⁸[ㄱ|ㅇ] 시장에서 최대 33만3000명이 일자리를 잃을 것으로 전망했다. 정부가 서둘러 고용안전대책을 내놓고 있지만, 역부족이라는 지적이 많다. 추광호 한경연 경제정책실장은 "자칫하면 1998년 외환위기 못지않은 대량 실업 사태에 직면할 것"이라며 "근로시간 연장 허용, 탄력근로제 확대 ⁹[ㅈ|ㅇ] 등 더욱 혁신적이고 공격적인 대책이 필요하다"고 ¹⁰[ㅈ|ㅇ]했다.

점수 : ___ / 10점

# 25-1 알쏭달쏭 글자 완성

▶ "전통놀이" 와 관련된 단어들 입니다. 정답을 써보세요.

| 1 | ㅈㄱ차ㄱ | | 6 | ㅍㅇㅊ기 | |
| --- | --- | --- | --- | --- | --- |
| 2 | ㅅㅂ꺼질 | | 7 | ㅇ놀ㅇ | |
| 3 | ㅇ날ㄹㄱ | | 8 | ㅂㅅ치ㄱ | |
| 4 | ㅌ호 | | 9 | ㅆㄹ | |
| 5 | ㄸ따ㅁㄱ | | 10 | ㄴㄸㄱ | |

# 25-2 초성 단어 퀴즈

▶ 제시된 자음으로 시작하는 단어를 10개 이상 써보세요

### ㅂㅅ

박수,

_____

_____

### ㄴㅅ

나선,

_____

_____

# 정답

최장 엿새에 이르는 징검다리 황금 연휴 첫날인 지난달 30일 오전, 예년 같으면 여행객으로 발 디딜 틈 없었을 인천국제공항 제1청사는 한산했다. 인천 공항엔 항공사와 여행·물류·통신·금융 관련 종사자 7만5000여 명이 근무한다. 하지만 코로나19 확산 이후 항공기 조종사부터 공항 청소 담당까지 적지 않은 일자리가 사라졌다.

코로나19발 실업대란이 예사롭지 않다. 고용노동부에 따르면 3월 말 기준 임시·일용직은 지난해보다 12만4000명, 특수고용직을 포함한 기타 종사자는 9만3000명 급감했다. 대기업이라고 다르지 않다. 기업평가사이트인 CEO스코어가 국민연금 가입 여부를 알 수 있는 492개 기업을 조사한 결과 3월 말 국민연금 가입자는 164만4868명으로, 1월 말보다 1만844명 감소했다.

문제는 '실업 파고'가 이제 몰아치기 시작했다는 것이다. 실물경제가 더 나빠지면 실업 파고는 그만큼 더 높아질 수밖에 없다. 한국경제연구원은 코로나19로 국내 고용 시장에서 최대 33만 3000명이 일자리를 잃을 것으로 전망했다. 정부가 서둘러 고용안전대책을 내놓고 있지만, 역부족이라는 지적이 많다. 추광호 한경연 경제정책실장은 "자칫하면 1998년 외환위기 못지않은 대량 실업 사태에 직면할 것"이라며 "근로시간 연장 허용, 탄력근로제 확대 적용 등 더욱 혁신적이고 공격적인 대책이 필요하다"고 제안했다.

## 25-1 알쏭달쏭 글자 완성

| 1 | ㅈㄱ차ㄱ | 제기차기 | 6 | ㅍㅇㅊㄱ | 팽이치기 |
|---|---|---|---|---|---|
| 2 | ㅅㅂㄲ질 | 숨바꼭질 | 7 | ㅇ놀ㅇ | 윷놀이 |
| 3 | ㅇ날ㄹㄱ | 연날리기 | 8 | ㅂㅅ치ㄱ | 비석치기 |
| 4 | ㅌ호 | 투호 | 9 | ㅆㄹ | 씨름 |
| 5 | ㄸ따ㅁㄱ | 땅따먹기 | 10 | ㄴㄸㄱ | 널뛰기 |

## 25-2 초성 단어 퀴즈

(독자들의 훈련을 위하여 비교적 어휘빈도가 낮은 단어를 제시함. 이외의 다양한 단어 또한 답이 될 수 있음)

### ㅂㅅ

박사, 반사, 방사, 방송, 보살, 복사, 복식, 봉사, 부상, 분산, 비상,

비서, 비수, 빙산 등...

### ㄴㅅ

나사, 낙서, 난색, 남산, 남성, 내시, 냉수, 넉살, 노산, 노상, 노선,

노숙, 누수, 능숙 등...

# 26일차

_____년 _____월 _____일

# 26 빈칸 채우기 퀴즈

▶ 지문을 읽고 빈칸에 들어갈 단어를 정자체로 쓰세요.

지난 29일 부다페스트 다뉴브강에서 한국 관광객들이 ¹☐☐한 유람선 '허블레아니(헝가리어로 인어)'호를 대형 크루즈 선박이 추돌했다. 이 사고로 유람선은 전복돼 가라앉았다. ²☐☐로 강물이 불면서 물살이 강하고 수심은 깊어져 ³☐☐에 어려움을 겪고 있다. ⁴☐☐한 유람선에 탑승한 인원은 35명(외교부 발표)으로 이 중 한국인은 관광객 30명과 인솔자·현지 가이드 등 33명인 것으로 파악됐다. 관광객들은 '참좋은여행사' 패키지 상품을 이용해 동유럽 4개국 등 6개 국가를 ⁵☐☐ 중이었다. 대부분 가족 단위 여행객이었다.

정부는 긴급 대책회의를 연 데 이어 재외국민보호대책본부를 구성해 사고 ⁶☐☐에 나섰다. 외교부·소방청의 신속대응팀과 해경 특수구조대를 현지로 급파했다.

무엇보다 중요한 건 인명 ⁷☐☐다. 현지 정부기관과 실시간으로 상황을 공유하며 총력을 기울여 철저한 수색작업을 벌여야 한다. 시간이 흐를수록 ⁸☐☐ 가능성은 작아진다. 한 명의 생명이라도 더 구해내겠다는 ⁹☐☐로 최선을 다해야 할 것이다. 나아가, 해외 대형 사고에 체계적으로 대응할 수 있는 시스템을 새로 구축할 필요가 있다. 해외 교민이 ¹⁰☐☐하는 가운데 출국자도 한 해 3000만 명에 달하고 있다. 외국에서 사고가 터졌을 때 골든타임을 놓치지 않도록 매뉴얼과 시스템을 마련할 때다.

출처: 중앙일보 사설칼럼_2019.05.31.
"다뉴브강 침몰, 여행사의 안전불감증이었나"의 내용을 재편집함

▶ **의미힌트를 보고 빈칸 안에 단어를 써보세요.**

1. 배나 비행기, 차 따위에 올라탐

2. 갑자기 세차게 쏟아지는 비

3. 구석구석 뒤지어 찾음

4. 물속에 가라앉음

5. 일이나 유람을 목적으로 다른 고장이나 외국에 가는 일

6. 어떤 일이나 사태에 맞추어 태도나 행동을 취함

7. 재난 따위를 당하여 어려운 처지에 빠진 사람을 구하여 주는 일

8. 살아 있음. 또는 살아남음

9. 앞으로 해야 할 일이나 겪을 일에 대한 마음의 준비

10. 양이나 수치가 늚

▶ **초성힌트를 활용하여 나머지 글자를 완성해보세요.**

지난 29일 부다페스트 다뉴브강에서 한국 관광객들이 [1]ㅌㅅ한 유람선 '허블레아니(헝가리어로 인어)'호를 대형 크루즈 선박이 추돌했다. 이 사고로 유람선은 전복돼 가라앉았다. [2]ㅍㅇ로 강물이 불면서 물살이 강하고 수심은 깊어져 [3]ㅅㅅ에 어려움을 겪고 있다. [4]ㅊㅁ한 유람선에 탑승한 인원은 35명(외교부 발표)으로 이 중 한국인은 관광객 30명과 인솔자·현지 가이드 등 33명인 것으로 파악됐다. 관광객들은 '참좋은여행사' 패키지 상품을 이용해 동유럽 4개국 등 6개 국가를 [5]ㅇㅎ 중이었다. 대부분 가족 단위 여행객이었다.

정부는 긴급 대책회의를 연 데 이어 재외국민보호대책본부를 구성해 사고 [6]ㄷㅇ에 나섰다. 외교부·소방청의 신속대응팀과 해경 특수구조대를 현지로 급파했다.

무엇보다 중요한 건 인명 [7]ㄱㅈ다. 현지 정부기관과 실시간으로 상황을 공유하며 총력을 기울여 철저한 수색작업을 벌여야 한다. 시간이 흐를수록 [8]ㅅㅈ 가능성은 작아진다. 한 명의 생명이라도 더 구해내겠다는 [9]ㄱㅇ로 최선을 다해야 할 것이다. 나아가, 해외 대형 사고에 체계적으로 대응할 수 있는 시스템을 새로 구축할 필요가 있다. 해외 교민이 [10]ㅈㄱ하는 가운데 출국자도 한 해 3000만 명에 달하고 있다. 외국에서 사고가 터졌을 때 골든타임을 놓치지 않도록 매뉴얼과 시스템을 마련할 때다.

점수 : ___ / 10점

## 26-1 알쏭달쏭 글자 완성

▶ "전통놀이" 와 관련된 단어들 입니다. 정답을 써보세요.

| 1 | ㄴㄸㄱ | | 6 | ㅈㅊㄱ | |
| 2 | ㅁㄸㅂ기 | | 7 | ㅈㄷㄹㄱ | |
| 3 | ㅊ교 | | 8 | ㄱㄱㅅㄹ | |
| 4 | ㄱㄱ놀ㅇ | | 9 | ㅈㅂㄴㅇ | |
| 5 | ㄱㅅ치ㄱ | | 10 | ㄱㅁ줄ㄴㅇ | |

## 26-2 초성 단어 퀴즈

▶ 제시된 자음으로 시작하는 단어를 10개 이상 써보세요

**ㅌㅈ**

타작,

**ㅇㅂ**

악보,

# 정답

지난 29일 부다페스트 다뉴브강에서 한국 관광객들이 **탑승**한 유람선 '허블레아니(헝가리어로 인어)'호를 대형 크루즈 선박이 추돌했다. 이 사고로 유람선은 전복돼 가라앉았다. **폭우**로 강물이 불면서 물살이 강하고 수심은 깊어져 **수색**에 어려움을 겪고 있다. **침몰**한 유람선에 탑승한 인원은 35명(외교부 발표)으로 이 중 한국인은 관광객 30명과 인솔자·현지 가이드 등 33명인 것으로 파악됐다. 관광객들은 '참좋은여행사' 패키지 상품을 이용해 동유럽 4개국 등 6개 국가를 **여행** 중이었다. 대부분 가족 단위 여행객이었다.

정부는 긴급 대책회의를 연 데 이어 재외국민보호대책본부를 구성해 사고 **대응**에 나섰다. 외교부·소방청의 신속대응팀과 해경 특수구조대를 현지로 급파했다.

무엇보다 중요한 건 인명 **구조**다. 현지 정부기관과 실시간으로 상황을 공유하며 총력을 기울여 철저한 수색작업을 벌여야 한다. 시간이 흐를수록 **생존** 가능성은 작아진다. 한 명의 생명이라도 더 구해내겠다는 **각오**로 최선을 다해야 할 것이다. 나아가, 해외 대형 사고에 체계적으로 대응할 수 있는 시스템을 새로 구축할 필요가 있다. 해외 교민이 **증가**하는 가운데 출국자도 한 해 3000만 명에 달하고 있다. 외국에서 사고가 터졌을 때 골든타임을 놓치지 않도록 매뉴얼과 시스템을 마련할 때다.

# 26-1 알쏭달쏭 글자 완성

| 1 | ㄴㄸㄱ | 널뛰기 | 6 | ㅈㅊㄱ | 자치기 |
|---|---|---|---|---|---|
| 2 | ㅁㄸㅂㄱ | 말뚝박기 | 7 | ㅈㄷㄹㄱ | 줄다리기 |
| 3 | ㅊㄱ | 칠교 | 8 | ㄱㄱㅅㄹ | 강강술래 |
| 4 | ㄱㄱ놀ㅇ | 공기놀이 | 9 | ㅈㅂㄴㅇ | 쥐불놀이 |
| 5 | ㄱㅅ치ㄱ | 구슬치기 | 10 | ㄱㅁ줄ㄴㅇ | 고무줄놀이 |

# 26-2 초성 단어 퀴즈

(독자들의 훈련을 위하여 비교적 어휘빈도가 낮은 단어를 제시함. 이외의 다양한 단어 또한 답이 될 수 있음)

## ㅌㅈ

타조, 탁자, 탈진, 탕진, 탯줄, 터전, 통장, 통제, 통증, 퇴장, 투자,

투정, 트집, 특징 등...

## ㅇㅂ

안방, 양반, 양보, 양복, 양봉, 양분, 연봉, 예보, 외부, 위반, 유배,

의복, 이별, 일반 등...

# 27일차

_____ 년 _____ 월 _____ 일

# 27 빈칸 채우기 퀴즈

▶ 지문을 읽고 빈칸에 들어갈 단어를 정자체로 쓰세요.

미국에서 신종 코로나바이러스 감염증(코로나19) 사태로 일자리를 잃고 지난 한 주 동안 ①____ 수당을 신청한 사람이 660만 명으로 나타났다. 이로써 미국 경제가 '셧다운' 한 지난 3주 동안 1680만 명 넘게 일자리를 잃었다. 미 노동부는 4월 첫째 주 신규 실업수당 ②____ 건수가 660만6000건으로 집계됐다고 9일 ③____ 했다. 미국 정부가 지난달 중순부터 코로나19 ④____ 을 막기 위해 사회적 거리두기 ⑤____ 을 시행하면서 이동 제한과 영업 폐쇄 ⑥____ 을 내리며 실직이 급증했다. 셧다운 초기 대량 감원을 한 업종이 음식점과 항공·호텔 등 레저산업 위주였다면 이제는 제조업과 건설업까지 전 ⑦____ 으로 확대되고 있다고 월스트리트저널(WSJ)은 전했다. 누적 실직자 수가 많아지면서 코로나19를 성공적으로 통제해 경제를 재개하더라도 빠른 ⑧____ 은 어려울 수 있다는 전망이 나온다. 실업이 증가하고 있지만 경기 ⑨____ 를 단정하기는 이르다는 전망도 있다. 딘 베이커 유타대 교수는 인터뷰에서 "지금은 의도적으로 경제를 셧다운 한 것이기 때문에 우리가 통제할 수 있는 상황"이라며 2008년 금융위기 당시 10%대로 치솟은 실업률과는 ⑩____ 이 다르다고 말했다.
미국 중앙은행인 연방준비제도(Fed)는 이날 중소기업과 지자체를 대상으로 2조3000억 달러(약 2804조원) 규모의 '돈 풀기'를 발표했다.

출처: 중앙일보_2020.04.10_박현영 특파원, 배정원 기자
"미국 3주 새 1680만명 실직…Fed, 2800조원 추가로 푼다" 의 내용을 재편집함

# ▶ 의미힌트를 보고 빈칸 안에 단어를 써보세요.

1. 일할 의사와 노동력이 있는 사람이 일자리를 잃거나 일할 기회를 얻지 못하는 상태

2. 단체나 기관에 어떠한 일이나 물건을 알려 청구함

3. 어떤 사실이나 결과, 작품 따위를 세상에 널리 드러내어 알림

4. 흩어져 널리 퍼짐

5. 정치적 목적을 실현하기 위한 방책

6. 공법적 의무를 부과하여 국민의 사실상의 자유를 제한하는 처분

7. 직업이나 영업의 종류

8. 원래의 상태로 돌이키거나 원래의 상태를 되찾음

9. 어떤 현상이나 사물이 진전하지 못하고 제자리에 머무름

10. 어떤 사물이나 현상의 본질이나 본성

▶ **초성힌트를 활용하여 나머지 글자를 완성해보세요.**

미국에서 신종 코로나바이러스 감염증(코로나19) 사태로 일자리를 잃고 지난 한 주 동안 ¹[ㅅㅇ] 수당을 신청한 사람이 660만 명으로 나타났다. 이로써 미국 경제가 '셧다운' 한 지난 3주 동안 1680만 명 넘게 일자리를 잃었다. 미 노동부는 4월 첫째 주 신규 실업수당 ²[ㅅㅊ] 건수가 660만6000건으로 집계됐다고 9일 ³[ㅂㅍ]했다. 미국 정부가 지난달 중순부터 코로나19 ⁴[ㅎㅅ]을 막기 위해 사회적 거리두기 ⁵[ㅈㅊ]을 시행하면서 이동 제한과 영업 폐쇄 ⁶[ㅁㄹ]을 내리며 실직이 급증했다. 셧다운 초기 대량 감원을 한 업종이 음식점과 항공·호텔 등 레저산업 위주였다면 이제는 제조업과 건설업까지 전 ⁷[ㅇㅈ]으로 확대되고 있다고 월스트리트저널(WSJ)은 전했다. 누적 실직자 수가 많아지면서 코로나19를 성공적으로 통제해 경제를 재개하더라도 빠른 ⁸[ㅎㅂ]은 어려울 수 있다는 전망이 나온다. 실업이 증가하고 있지만 경기 ⁹[ㅊㅊ]를 단정하기는 이르다는 전망도 있다. 딘 베이커 유타대 교수는 인터뷰에서 "지금은 의도적으로 경제를 셧다운 한 것이기 때문에 우리가 통제할 수 있는 상황"이라며 2008년 금융위기 당시 10%대로 치솟은 실업률과는 ¹⁰[ㅅㄱ]이 다르다고 말했다.

미국 중앙은행인 연방준비제도(Fed)는 이날 중소기업과 지자체를 대상으로 2조3000억 달러(약 2804조원) 규모의 '돈 풀기'를 발표했다.

점수 : ___ / 10점

# 27-1 알쏭달쏭 글자 완성

▶ "주방용품" 과 관련된 단어들 입니다. 정답을 써보세요.

| 1 | ㅅㄱ락 | | 6 | ㅈㅈㅈ | |
| --- | --- | --- | --- | --- | --- |
| 2 | ㄴㅂ | | 7 | ㄱㅁ장ㄱ | |
| 3 | ㅈ 걱 | | 8 | ㅅㅅㅁ | |
| 4 | ㅈ 반 | | 9 | ㄱㅍ기 | |
| 5 | ㅇ력ㅂㅅ | | 10 | ㅋ | |

# 27-2 초성 단어 퀴즈

▶ 제시된 자음으로 시작하는 단어를 10개 이상 써보세요

**ㅎㅂ**

학벌,

**ㄴㄹ**

낙뢰,

# 정답

미국에서 신종 코로나바이러스 감염증(코로나19) 사태로 일자리를 잃고 지난 한 주 동안 ¹실업 수당을 신청한 사람이 660만 명으로 나타났다. 이로써 미국 경제가 '셧다운' 한 지난 3주 동안 1680만 명 넘게 일자리를 잃었다. 미 노동부는 4월 첫째 주 신규 실업수당 ²신청 건수가 660만6000건으로 집계됐다고 9일 ³발표 했다. 미국 정부가 지난달 중순부터 코로나19 ⁴확산 을 막기 위해 사회적 거리두기 ⁵정책 을 시행하면서 이동 제한과 영업 폐쇄 ⁶명령 을 내리며 실직이 급증했다. 셧다운 초기 대량 감원을 한 업종이 음식점과 항공·호텔 등 레저산업 위주였다면 이제는 제조업과 건설업까지 전 ⁷업종 으로 확대되고 있다고 월스트리트저널(WSJ)은 전했다. 누적 실직자 수가 많아지면서 코로나19를 성공적으로 통제해 경제를 재개하더라도 빠른 ⁸회복 은 어려울 수 있다는 전망이 나온다. 실업이 증가하고 있지만 경기 ⁹침체 를 단정하기는 이르다는 전망도 있다. 딘 베이커 유타대 교수는 인터뷰에서 "지금은 의도적으로 경제를 셧다운 한 것이기 때문에 우리가 통제할 수 있는 상황"이라며 2008년 금융위기 당시 10%대로 치솟은 실업률과는 ¹⁰성격 이 다르다고 말했다.

미국 중앙은행인 연방준비제도(Fed)는 이날 중소기업과 지자체를 대상으로 2조3000억 달러(약 2804조원) 규모의 '돈 풀기'를 발표했다.

# 27-1 알쏭달쏭 글자 완성

| 1 | ㅅㄱ락 | 숟가락 | 6 | ㅈㅈㅈ | 주전자 |
|---|---|---|---|---|---|
| 2 | ㄴㅂ | 냄비 | 7 | ㄱㅁ장ㄱ | 고무장갑 |
| 3 | ㅈ격 | 주걱 | 8 | ㅅㅅㅁ | 수세미 |
| 4 | ㅈ반 | 쟁반 | 9 | ㄱㅍ기 | 거품기 |
| 5 | ㅇ력ㅂㅅ | 압력밥솥 | 10 | ㅋ | 컵 / 칼 |

# 27-2 초성 단어 퀴즈

(독자들의 훈련을 위하여 비교적 어휘빈도가 낮은 단어를 제시함. 이외의 다양한 단어 또한 답이 될 수 있음)

## ㅎㅂ

학비, 한복, 행보, 행복, 형부, 호봉, 홍보, 화분, 확보, 회복, 후방,

후배, 후보, 흥분 등...

## ㄴㄹ

나락, 나루, 나름, 난로, 난리, 낭랑, 노력, 노름, 노릇, 논리, 농락,

누룩, 늠름, 능력 등...

# 28일차

_____년 _____월 _____일

# 28 빈칸 채우기 퀴즈

▶ 지문을 읽고 빈칸에 들어갈 단어를 정자체로 쓰세요.

정부가 스타트업을 우리 경제의 신성장 동력이라고 치켜세운 것이 어제오늘의 일은 아니다. 대통령까지 나서 정책 지원과 규제 혁신을 약속했다. 그러나 우리 스타트업 환경은 여전히 척박하다. 우리 스타트업 생태계의 1.□□□ 이 떨어지는 이유가 돈이 없다거나 인적 역량이 2.□□ 하기 때문은 아닐 것이다. 정부 정책자금은 '눈먼 돈'이라는 걱정이 들 정도로 넘친다. 우리 젊은이들의 3.□□ 은 '스펙 과잉'이라고 할 만큼 4.□□ 하다. 그런데도 젊은이들이 도전적 창업 대신 공무원 시험에만 매달리고 있다.

정부는 그 이유를 따져 봐야 한다. 스타트업 5.□□□ 조성에 정부 정책자금으로 마중물을 붓는 것은 의미 있고 중요한 일이다. 그러나 생태계가 자리 잡고 커지는 일은 민간 영역에 맡겨야 한다. 지금 대기업들은 각종 규제와 반(反)기업 정서에 발목이 잡혀 투자 6.□□ 을 잃고 있다. 이런 판에 사업 7.□□ 을 위해 유망한 초기 기업에 눈을 돌릴 대기업이 있을지 의문이다. 4차 산업혁명이니, '샌드박스' 도입이니 말은 요란하게 하지만 승차공유 사업 논쟁에서 보듯 민감한 문제에 대해서는 정부는 몸을 사릴 뿐이다.

작은 영토와 적은 8.□□ 에도 혁신적인 창업 역량으로 주목받는 이스라엘의 성공 9.□□ 은 '후츠파 정신'이다. 히브리어로 담대함, 저돌성을 뜻하는 용어다. 우리 정부도 민간 영역의 10.□□ 정신을 고취하기 위한 중장기 계획을 세워야 한다. 과감한 규제 혁신과 갈등 조정 역량이 그 첫걸음이다.

출처: 중앙일보 사설칼럼_2019.05.31.
"척박한 스타트업 현실…도전의 환경을 만들어 줘야"의 내용을 재편집함

▶ **의미힌트를 보고 빈칸 안에 단어를 써보세요.**

1  경쟁할 만한 힘. 또는 그런 능력

2  필요한 양이나 기준에 미치지 못해 충분하지 아니함

3  어떤 일을 해낼 수 있는 힘

4  여럿 가운데 뛰어남

5  어느 환경 안에서 생물군과 그 생물들을 제어하는 제반 요인을 포함한 복합체계

6  무엇을 하고자 하는 적극적인 마음이나 욕망

7  범위, 규모, 세력 따위를 늘려서 넓힘

8  일정한 지역에 사는 사람의 수

9  세상에 알려져 있지 않은 자기만의 뛰어난 방법

10 어려운 사업이나 기록 경신 따위에 맞섬을 비유적으로 이르는 말

▶ **초성힌트를 활용하여 나머지 글자를 완성해보세요.**

정부가 스타트업을 우리 경제의 신성장 동력이라고 치켜세운 것이 어제오늘의 일은 아니다. 대통령까지 나서 정책 지원과 규제 혁신을 약속했다. 그러나 우리 스타트업 환경은 여전히 척박하다. 우리 스타트업 생태계의 ¹ㄱㅈㄹ 이 떨어지는 이유가 돈이 없다거나 인적 역량이 ²ㅂㅈ 하기 때문은 아닐 것이다. 정부 정책자금은 '눈먼 돈'이라는 걱정이 들 정도로 넘친다. 우리 젊은이들의 ³ㅇㄹ 은 '스펙 과잉'이라고 할 만큼 ⁴ㅇㅅ 하다. 그런데도 젊은이들이 도전적 창업 대신 공무원 시험에만 매달리고 있다.

정부는 그 이유를 따져 봐야 한다. 스타트업 ⁵ㅅㅌㄱ 조성에 정부 정책자금으로 마중물을 붓는 것은 의미 있고 중요한 일이다. 그러나 생태계가 자리 잡고 커지는 일은 민간 영역에 맡겨야 한다. 지금 대기업들은 각종 규제와 반(反)기업 정서에 발목이 잡혀 투자 ⁶ㅇㅇ 을 잃고 있다. 이런 판에 사업 ⁷ㅎㅈ 을 위해 유망한 초기 기업에 눈을 돌릴 대기업이 있을지 의문이다. 4차 산업혁명이니, '샌드박스' 도입이니 말은 요란하게 하지만 승차공유 사업 논쟁에서 보듯 민감한 문제에 대해서는 정부는 몸을 사릴 뿐이다.

작은 영토와 적은 ⁸ㅇㄱ 에도 혁신적인 창업 역량으로 주목받는 이스라엘의 성공 ⁹ㅂㄱ 은 '후츠파 정신'이다. 히브리어로 담대함, 저돌성을 뜻하는 용어다. 우리 정부도 민간 영역의 ¹⁰ㄷㅈ 정신을 고취하기 위한 중장기 계획을 세워야 한다. 과감한 규제 혁신과 갈등 조정 역량이 그 첫걸음이다.

점수 : ___ / 10점

# 28-1 알쏭달쏭 글자 완성

▶ "주방용품"과 관련된 단어들 입니다. 정답을 써보세요.

| 1 | ㅍ ㄹ ㅇ ㅍ | | 6 | ㄷ ㅁ | |
| 2 | ㅈ 가 ㄹ | | 7 | ㅍ ㅋ | |
| 3 | ㅊ ㅋ | | 8 | ㄸ ㅂ ㄱ | |
| 4 | ㅈ 울 | | 9 | ㅎ 주 | |
| 5 | ㅇ ㅍ | | 10 | ㄷ ㅈ 개 | |

# 28-2 초성 단어 퀴즈

▶ 제시된 자음으로 시작하는 단어를 10개 이상 써보세요

### ㅇ ㅎ

암호,

### ㅂ ㅊ

반찬,

# 정답

정부가 스타트업을 우리 경제의 신성장 동력이라고 치켜세운 것이 어제오늘의 일은 아니다. 대통령까지 나서 정책 지원과 규제 혁신을 약속했다. 그러나 우리 스타트업 환경은 여전히 척박하다. 우리 스타트업 생태계의 1.경쟁력이 떨어지는 이유가 돈이 없다거나 인적 역량이 2.부족하기 때문은 아닐 것이다. 정부 정책자금은 '눈먼 돈'이라는 걱정이 들 정도로 넘친다. 우리 젊은이들의 3.역량은 '스펙 과잉'이라고 할 만큼 4.우수하다. 그런데도 젊은이들이 도전적 창업 대신 공무원 시험에만 매달리고 있다.

정부는 그 이유를 따져 봐야 한다. 스타트업 5.생태계 조성에 정부 정책자금으로 마중물을 붓는 것은 의미 있고 중요한 일이다. 그러나 생태계가 자리 잡고 커지는 일은 민간 영역에 맡겨야 한다. 지금 대기업들은 각종 규제와 반(反)기업 정서에 발목이 잡혀 투자 6.의욕을 잃고 있다. 이런 판에 사업 7.확장을 위해 유망한 초기 기업에 눈을 돌릴 대기업이 있을지 의문이다. 4차 산업혁명이니, '샌드박스' 도입이니 말은 요란하게 하지만 승차공유 사업 논쟁에서 보듯 민감한 문제에 대해서는 정부는 몸을 사릴 뿐이다.

작은 영토와 적은 8.인구에도 혁신적인 창업 역량으로 주목받는 이스라엘의 성공 9.비결은 '후츠파 정신'이다. 히브리어로 담대함, 저돌성을 뜻하는 용어다. 우리 정부도 민간 영역의 10.도전 정신을 고취하기 위한 중장기 계획을 세워야 한다. 과감한 규제 혁신과 갈등 조정 역량이 그 첫걸음이다.

# 28-1 알쏭달쏭 글자 완성

| 1 | ㅍㄹㅇㅍ | 프라이팬 | 6 | ㄷㅁ | 도마 |
|---|---|---|---|---|---|
| 2 | ㅈㄱㄹ | 젓가락 | 7 | ㅍㅋ | 포크 |
| 3 | ㅊㅋ | 채칼 | 8 | ㄸㅂㄱ | 뚝배기 |
| 4 | ㅈ울 | 저울 | 9 | ㅎ주 | 행주 |
| 5 | ㅇㅍ | 양푼 | 10 | ㄷㅈ개 | 뒤집개 |

# 28-2 초성 단어 퀴즈

(독자들의 훈련을 위하여 비교적 어휘빈도가 낮은 단어를 제시함. 이외의 다양한 단어 또한 답이 될 수 있음)

## ㅇㅎ

여행, 역할, 역행, 오한, 오해, 우회, 운행, 위험, 유행, 유혹, 이하, 이행, 인형, 일행 등...

## ㅂㅊ

받침, 배차, 벌초, 벌침, 법칙, 보초, 본체, 부채, 부처, 부추, 부축, 부친, 부침, 분칠 등...

- 226 -

# 29일차

_____ 년 _____ 월 _____ 일

## 29 빈칸 채우기 퀴즈

▶ 지문을 읽고 빈칸에 들어갈 단어를 정자체로 쓰세요.

"나 집밖에 나가본 지 오래다. 우울증 [1]___를 위해 최근 대학병원에 갔다. 이달 초에 갔어야 하는데 집을 나서기 무서워 미뤄 왔다."
김씨의 [2]___는 그새 꽤 나빠져 있었다. 그간 치료받고 많이 좋아졌는데 집에만 머무는 '집콕' 생활이 두 달 넘으면서 역주행했다. 주치의는 "활동량이 줄면서 근력이 [3]___됐고, 입맛이 떨어져 [4]____이 줄면서 다시 우울증이 나빠지는 악순환에 빠졌다"고 진단했다.

서울 마포구 이유직(86) 할머니는 집콕 [5]___이 석 달 넘었다. 지난 24일 은행에 가려고 처음 집을 나섰고, 27일 서울대병원 안과에 다녀왔다. 약이 떨어져 더 미룰 수 없었다. 집콕이 길어지면서 자녀들이 식자재를 사다 준다. 자녀들이 혹시라도 바이러스를 옮길까봐 현관에서 돌아선다. 이씨는 "80대가 코로나19에 걸려 가장 많이 사망한다. 무섭기도 하거니와 자녀들이 [6]___을 극구 말린다"며 "답답해서 미칠 지경"이라고 말한다.

노인들은 [7]___이라는 섬에 갇혔다. 석 달 집콕은 정신적·육체적 약화를 [8]___한다. 신촌세브란스병원 노년내과 교수는 "코로나19 집콕 현상 때문에 어르신 환자의 10~12%에게 우울증·불면증·불안장애·분노조절장애 등의 [9]___이 새로 생겼고, 8~10%는 이런 병이 더 [10]___했다"며 "어르신 코로나 블루스(Corona Blues)가 문제로 다가왔다"고 말했다.

출처: 중앙일보_2020.04.30_신성식 복지전문기자, 김방현 기자
"코로나 감옥 100일"···분노조절장애 등 20%가 위험"의 내용을 재편집함

▶ 의미힌트를 보고 빈칸 안에 단어를 써보세요.

1. 병이나 상처 따위를 잘 다스려 낫게 함

2. 병을 앓을 때 나타나는 여러 가지 상태나 모양

3. 세력이나 힘이 약해짐. 또는 그렇게 되게 함

4. 음식을 먹는 양

5. 사람이나 동물이 일정한 환경에서 활동하며 살아감

6. 집이나 근무지 따위에서 벗어나 잠시 밖으로 나감

7. 사람이나 동물이 추위, 더위, 비바람 따위를 막고 그 속에 들어 살기 위하여 지은 건물

8. 어떤 결과를 가져오게 함

9. 몸의 온갖 병

10. 병의 증세가 나빠짐

## ▶ 초성힌트를 활용하여 나머지 글자를 완성해보세요.

"나 집밖에 나가본 지 오래다. 우울증 [¹ㅊㄹ]를 위해 최근 대학병원에 갔다. 이달 초에 갔어야 하는데 집을 나서기 무서워 미뤄 왔다."
김씨의 [²ㅈㅅ]는 그새 꽤 나빠져 있었다. 그간 치료받고 많이 좋아졌는데 집에만 머무는 '집콕' 생활이 두 달 넘으면서 역주행했다. 주치의는 "활동량이 줄면서 근력이 [³ㅇㅎ] 됐고, 입맛이 떨어져 [⁴ㅅㅅㄹ]이 줄면서 다시 우울증이 나빠지는 악순환에 빠졌다"고 진단했다.
서울 마포구 이유직(86) 할머니는 집콕 [⁵ㅅㅎ]이 석 달 넘었다. 지난 24일 은행에 가려고 처음 집을 나섰고, 27일 서울대병원 안과에 다녀왔다. 약이 떨어져 더 미룰 수 없었다. 집콕이 길어지면서 자녀들이 식자재를 사다 준다. 자녀들이 혹시라도 바이러스를 옮길까봐 현관에서 돌아선다. 이씨는 "80대가 코로나19에 걸려 가장 많이 사망한다. 무섭기도 하거니와 자녀들이 [⁶ㅇㅊ]을 극구 말린다"며 "답답해서 미칠 지경"이라고 말한다.
노인들은 [⁷ㅈ]이라는 섬에 갇혔다. 석 달 집콕은 정신적·육체적 약화를 [⁸ㅊㄹ]한다. 신촌세브란스병원 노년내과 교수는 "코로나19 집콕 현상 때문에 어르신 환자의 10~12%에게 우울증·불면증·불안장애·분노조절장애 등의 [⁹ㅈㅎ]이 새로 생겼고, 8~10%는 이런 병이 더 [¹⁰ㅇㅎ]했다"며 "어르신 코로나 블루스(Corona Blues)가 문제로 다가왔다"고 말했다.

점수 : ___ / 10점

## 29-1 알쏭달쏭 글자 완성

▶ "가전제품"과 관련된 단어들 입니다. 정답을 써보세요.

| 1 | ㅋㅍ터 | | 6 | ㅇㄷㅇ | |
| --- | --- | --- | --- | --- | --- |
| 2 | ㅅㄱㅅ척ㄱ | | 7 | ㅅㅍㄱ | |
| 3 | ㄹㄷ오 | | 8 | ㅍㄹㅌ | |
| 4 | ㅅ캐ㄴ | | 9 | ㅌㄹㅂㅈ | |
| 5 | ㅎ어ㄷㄹㅇ기 | | 10 | ㅈㄱㅊ소ㄱ | |

## 29-2 초성 단어 퀴즈

▶ 제시된 자음으로 시작하는 단어를 10개 이상 써보세요

### ㅈㄴ

자녀,

### ㅂㄱ

발간,

# 정답

"나 집밖에 나가본 지 오래다. 우울증 ①치료를 위해 최근 대학병원에 갔다. 이달 초에 갔어야 하는데 집을 나서기 무서워 미뤄 왔다."

김씨의 ②증세는 그새 꽤 나빠져 있었다. 그간 치료받고 많이 좋아졌는데 집에만 머무는 '집콕' 생활이 두 달 넘으면서 역주행했다. 주치의는 "활동량이 줄면서 근력이 ③약화됐고, 입맛이 떨어져 ④식사량이 줄면서 다시 우울증이 나빠지는 악순환에 빠졌다"고 진단했다.

서울 마포구 이유직(86) 할머니는 집콕 ⑤생활이 석 달 넘었다. 지난 24일 은행에 가려고 처음 집을 나섰고, 27일 서울대병원 안과에 다녀왔다. 약이 떨어져 더 미룰 수 없었다. 집콕이 길어지면서 자녀들이 식자재를 사다 준다. 자녀들이 혹시라도 바이러스를 옮길까봐 현관에서 돌아선다. 이씨는 "80대가 코로나19에 걸려 가장 많이 사망한다. 무섭기도 하거니와 자녀들이 ⑥외출을 극구 말린다"며 "답답해서 미칠 지경"이라고 말한다.

노인들은 ⑦집이라는 섬에 갇혔다. 석 달 집콕은 정신적·육체적 약화를 ⑧초래한다. 신촌세브란스병원 노년내과 교수는 "코로나19 집콕 현상 때문에 어르신 환자의 10~12%에게 우울증·불면증·불안장애·분노조절장애 등의 ⑨질환이 새로 생겼고, 8~10%는 이런 병이 더 ⑩악화했다"며 "어르신 코로나 블루스(Corona Blues)가 문제로 다가왔다"고 말했다.

# 29-1 알쏭달쏭 글자 완성

| 1 | ㅋㅍㅌ | 컴퓨터 | 6 | ㅇㄷㅇ | 오디오 |
|---|---|---|---|---|---|
| 2 | ㅅㄱㅅ척ㄱ | 식기세척기 | 7 | ㅅㅍㄱ | 선풍기 |
| 3 | ㄹㄷㅇ | 라디오 | 8 | ㅍㄹㅌ | 프린터 |
| 4 | ㅅ캐ㄴ | 스캐너 | 9 | ㅌㄹㅂㅈ | 텔레비전 |
| 5 | ㅎ어ㄷㄹㅇ기 | 헤어드라이기 | 10 | ㅈㄱㅊ소ㄱ | 진공청소기 |

# 29-2 초성 단어 퀴즈

(독자들의 훈련을 위하여 비교적 어휘빈도가 낮은 단어를 제시함. 이외의 다양한 단어 또한 답이 될 수 있음)

## ㅈㄴ

작년, 장날, 장남, 재난, 재능, 전념, 전능, 조난, 주눅, 중년, 지네,

지능, 직녀, 직능 등...

## ㅂㄱ

발견, 발길, 배경, 벌금, 보고, 보관, 본가, 부과, 분개, 불가, 불교,

비관, 비교, 비극 등...

# 30일차

_____ 년 _____ 월 _____ 일

# 30 빈칸 채우기 퀴즈

▶ 지문을 읽고 빈칸에 들어갈 단어를 정자체로 쓰세요.

트위터에 올라온 CCTV ¹□□ 하나가 지난 며칠간 엄청난 공분과 공포를 불러일으켰다. 지난달 28일 공개된 영상엔 ²□□ 하는 여성을 몰래 뒤쫓던 남성이 스토킹하던 이 여성이 집에 들어가자마자 바로 현관문을 밀치며 집에 ³□□ 하려는 모습이 담겨 있다. 이후 공개된 또 다른 CCTV에선 간발의 ⁴□□로 침입에 실패한 뒤에도 자리를 뜨지 않고 10여 분 동안이나 서성이며 휴대전화 손전등을 켜 도어록 ⁵□□ 번호를 풀려고 시도하는 ⁶□□도 담겼다. 이른 새벽 일면식도 없는 여성을 스토킹하는 것으로도 모자라 혼자 사는 ⁷□□에 강제로 침입하려 한 정황으로 볼 때 이 여성이 1초만 늦게 문을 닫았더라면 무슨 일이 벌어졌을지 생각만 해도 공포스럽다.

자기 집에 들어갈 때조차 불안에 떨어야 하는 안전하지 않은 사회도 문제지만 이번 사건에서 드러난 경찰의 안이한 대응은 더욱 큰 문제다. 피해 여성은 곧바로 112에 ⁸□□ 하고 출동한 경찰에 CCTV 확인을 요청했다. 하지만 피해 여성이 직접 CCTV를 확보하고 12시간 가까이 지나 다시 신고할 때까지 경찰은 아무런 ⁹□□도 취하지 않았다. 사건 발생 하루 뒤인 지난달 29일 가해 남성을 주거침입 혐의로 긴급체포했으나 이 역시 SNS에 얼굴이 노출된 이 남성이 자수 의사를 밝힌 후였다. 이러니 "여성을 위한 공권력은 어디에 있느냐"는 ¹⁰□□가 터져 나온다.

출처: 중앙일보 사설칼럼_2019.06.01.
"여성을 위한 공권력은 어디에 있나"의 내용을 재편집함

▶ **의미힌트를 보고 빈칸 안에 단어를 써보세요.**

1. 영사막이나 브라운관, 모니터 따위에 비추어진 상

2. 집으로 돌아가거나 돌아옴

3. 침범하여 들어가거나 들어옴

4. 서로 같지 아니하고 다름. 또는 그런 정도나 상태

5. 숨기어 남에게 드러내거나 알리지 말아야 할 일

6. 자취나 흔적

7. 방 하나로 침실, 거실, 부엌, 식당을 겸하도록 설계한 주거 형태

8. 국민이 법령의 규정에 따라 행정 관청에 일정한 사실을 진술, 보고함

9. 벌어지는 사태를 잘 살펴서 필요한 대책을 세워 행함. 또는 그 대책

10. 분개하여 몹시 성을 냄. 또는 그렇게 내는 성

▶ 초성힌트를 활용하여 나머지 글자를 완성해보세요.

트위터에 올라온 CCTV ¹[ㅇ][ㅅ] 하나가 지난 며칠간 엄청난 공분과 공포를 불러일으켰다. 지난달 28일 공개된 영상엔 ²[ㄱ][ㄱ]하는 여성을 몰래 뒤쫓던 남성이 스토킹하던 이 여성이 집에 들어가자마자 바로 현관문을 밀치며 집에 ³[ㅊ][ㅇ]하려는 모습이 담겨있다. 이후 공개된 또 다른 CCTV에선 간발의 ⁴[ㅊ][ㅇ]로 침입에 실패한 뒤에도 자리를 뜨지 않고 10여 분 동안이나 서성이며 휴대전화 손전등을 켜 도어록 ⁵[ㅂ][ㅁ] 번호를 풀려고 시도하는 ⁶[ㅁ][ㅅ]도 담겼다. 이른 새벽 일면식도 없는 여성을 스토킹하는 것으로도 모자라 혼자 사는 ⁷[ㅇ][ㄹ]에 강제로 침입하려 한 정황으로 볼 때 이 여성이 1초만 늦게 문을 닫았더라면 무슨 일이 벌어졌을지 생각만 해도 공포스럽다.

자기 집에 들어갈 때조차 불안에 떨어야 하는 안전하지 않은 사회도 문제지만 이번 사건에서 드러난 경찰의 안이한 대응은 더욱 큰 문제다. 피해 여성은 곧바로 112에 ⁸[ㅅ][ㄱ]하고 출동한 경찰에 CCTV 확인을 요청했다. 하지만 피해 여성이 직접 CCTV를 확보하고 12시간 가까이 지나 다시 신고할 때까지 경찰은 아무런 ⁹[ㅈ][ㅊ]도 취하지 않았다. 사건 발생 하루 뒤인 지난달 29일 가해 남성을 주거침입 혐의로 긴급체포했으나 이 역시 SNS에 얼굴이 노출된 이 남성이 자수 의사를 밝힌 후였다. 이러니 "여성을 위한 공권력은 어디에 있느냐"는 ¹⁰[ㅂ][ㄴ]가 터져 나온다.

점수 : ___ / 10점

# 30-1 알쏭달쏭 글자 완성

▶ "가전제품"과 관련된 단어들 입니다. 정답을 써보세요.

| 1 | ㅅ ㅌ ㄱ | | 6 | ㅌ ㅅ ㅌ | |
| 2 | ㄴ ㅈ ㄱ | | 7 | ㅇ ㅇ ㅋ | |
| 3 | ㅈ ㄱ ㅈ 판 | | 8 | ㅈ ㄱ ㅇ 븐 | |
| 4 | ㅈ ㄱ 밥 ㅅ | | 9 | ㅁ 서 | |
| 5 | ㅈ ㅈ ㄹ ㅇ ㅈ | | 10 | ㄱ 치 ㄴ ㅈ ㄱ | |

# 30-2 초성 단어 퀴즈

▶ 제시된 자음으로 시작하는 단어를 10개 이상 써보세요

### ㅎ ㅎ

해협,

### ㅂ ㅌ

발톱,

# 정답

트위터에 올라온 CCTV ¹영상 하나가 지난 며칠간 엄청난 공분과 공포를 불러일으켰다. 지난달 28일 공개된 영상엔 ²귀가 하는 여성을 몰래 뒤쫓던 남성이 스토킹하던 이 여성이 집에 들어가자마자 바로 현관문을 밀치며 집에 ³침입하려는 모습이 담겨 있다. 이후 공개된 또 다른 CCTV에선 간발의 ⁴차이로 침입에 실패한 뒤에도 자리를 뜨지 않고 10여 분 동안이나 서성이며 휴대전화 손전등을 켜 도어록 ⁵비밀번호를 풀려고 시도하는 ⁶모습도 담겼다. 이른 새벽 일면식도 없는 여성을 스토킹하는 것으로도 모자라 혼자 사는 ⁷원룸에 강제로 침입하려 한 정황으로 볼 때 이 여성이 1초만 늦게 문을 닫았더라면 무슨 일이 벌어졌을지 생각만 해도 공포스럽다.

자기 집에 들어갈 때조차 불안에 떨어야 하는 안전하지 않은 사회도 문제지만 이번 사건에서 드러난 경찰의 안이한 대응은 더욱 큰 문제다. 피해 여성은 곧바로 112에 ⁸신고하고 출동한 경찰에 CCTV 확인을 요청했다. 하지만 피해 여성이 직접 CCTV를 확보하고 12시간 가까이 지나 다시 신고할 때까지 경찰은 아무런 ⁹조치도 취하지 않았다. 사건 발생 하루 뒤인 지난달 29일 가해 남성을 주거침입 혐의로 긴급체포했으나 이 역시 SNS에 얼굴이 노출된 이 남성이 자수 의사를 밝힌 후였다. 이러니 "여성을 위한 공권력은 어디에 있느냐"는 ¹⁰분노가 터져 나온다.

# 30-1 알쏭달쏭 글자 완성

| 1 | ㅅㅌㄱ | 세탁기 | 6 | ㅌㅅ터 | 토스터 |
| 2 | ㄴㅈㄱ | 냉장고 | 7 | ㅇㅇㅋ | 에어컨 |
| 3 | ㅈㄱㅈ판 | 전기장판 | 8 | ㅈㄱㅇ븐 | 전기오븐 |
| 4 | ㅈㄱ밥ㅅ | 전기밥솥 | 9 | ㅁ서 | 믹서 |
| 5 | ㅈㅈㄹㅇㅈ | 전자레인지 | 10 | ㄱ치ㄴㅈㄱ | 김치냉장고 |

# 30-2 초성 단어 퀴즈

(독자들의 훈련을 위하여 비교적 어휘빈도가 낮은 단어를 제시함. 이외의 다양한 단어 또한 답이 될 수 있음)

## ㅎㅎ

하향, 항해, 헌혈, 현혹, 현황, 호환, 호흡, 화학, 화해, 황혼, 황홀, 회화, 후학, 후회 등...

## ㅂㅌ

바탕, 박탈, 밥통, 백태, 버터, 변태, 보통, 복통, 본토, 봉투, 부탁, 불티, 비트, 빈틈 등...